# Las Recetas AntiKilos

### "Adelgazar Comiendo"

## D. José Vargas Padilla

ISBN: 1530985951
ISBN-13: 978-1530985951
ASIN: B01EQ4NVWE

# DEDICATORIA

A mi madre, a mi padre y a la familia...
A mis amistades, a David, a Alfonso, a Dani, y un largo etc.
A Berni, la ANTIchef...
A los lectores

# Índice

# Capítulo 1. PRÓLOGO

Más de un **50% de la españoles** tiene problemas con el sobrepeso, o como dicen algunos, **OBESIDAD**, y solo hay un país que nos sobrepase, Estados Unidos, pero a este ritmo por poco tiempo.

La **dieta Mediterránea**, o más bien, COMO COMER SANO, está en vías **de extinción**, lo dicen todos los estudios científicos serios, que se lo pasan por el forro todas las autoridades (políticos, administración, empresas), y de paso todos los conciudadanos, inclusive en un pasado no tan lejano, el que escribe.

El ir al Súper a comprar la típica **comida basura empaquetada**, que nos venden en sus súper llamativas etiquetas como sanas, es práctica habitual, con la estúpida excusa que no hay tiempo para cocinar, pero si para pasarnos horas delante del móvil o la TV, nos debería hacer reflexionar.

Cenar o picar algo, en cualquiera de los múltiples **Restaurantes de INmoda**, es algo que sufrimos a diario, descartando otros, que sirven alimentos de mayor calidad, porque no son tan modernajos o modeños.

Para cocinar platos SANOS, que sean ANTIKILOS, **NO hay que ser un Chef** ni saber **cientos de recetas**, con UNAS de docenas nos sobra, prácticas y fáciles de preparar, y ese es la clave de este libro, aprender lo que necesitamos con unas recetillas sanejas para adelgazar y mantenernos sanos.

## OTROS?

El autor y el editor están exentos de toda responsabilidad sobre daños y perjuicios, pérdidas o riesgos, personales o de cualquier otra índole, que pudieran producirse por el mal uso de la información aquí proporcionada.

Y sobre todo, a los que lean este libro: "Las Recetas Anti- kilos", que espero les sirva para adelgazar comiendo, y si lo desean, pueden aportar ideas y propuestas para su ampliación, para lo cual les dejo mi contacto:

Email: info@guiasupervivenciaenelsuper.com

**OTROS LIBROS DE LA COLECCIÓN UNA CENA EN DOS HORAS.**

⇨ **Una Cena Árabe en Dos Horas.** A la venta en Amazon.

⇨ **Una Cena Marroquí en Dos Horas.** A la venta en Amazon.

⇨ **Una Cena de Túnez en Dos Horas.** A la venta en Amazon.

⇨ **Una Cena de Egipto en Dos Horas.** A la venta en Amazon.

⇨ **Una Cena de Siria en Dos Horas.** A la venta en Amazon.

⇨ **Una Cena del Líbano en Dos Horas.** A la venta en Amazon.

⇨ **Una Cena Turquía en Dos Horas.** A la venta en Amazon.

⇨ **Una Cena de Persia en Dos Horas.** A la venta en Amazon.

⇨ **Una Cena de Palestina & Israel en Dos Horas**. A la venta en Amazon.

⇨ **Una Cena Andalusí en Dos Horas.** A la venta en Amazon.

**OTROS LIBROS RECOMENDADOS.**

⇨ **Café Gourmet para Currantes**. A la venta en Amazon.

⇨ **De la Alhambra a la Mezquita de Córdoba. El Arte Andalusí.** A la venta en Amazon.

# Capítulo 2. LO BÁSICO

## 2.1 INTRODUCCIÓN

## 2.2 CÓMO COMER

## 2.3 CÓMO COCINAR

## 2.4 CACHARROS

## 2.5 CACHARROS IN

# Capítulo 2. LO BÁSICO

## 2.1 INTRODUCCIÓN

**"Más Cocina y menos Gym"**, eso dicen los que saben, y yo comparto dicha opinión, al final estar sano es un **80% lo que comemos** y un 20% lo que hacemos, como típico ejemplo mi Amigo Alfonso, que va dos o tres veces a la semana a hacer deporte, y aún así, no logra controlar esos kilos de más.

⇨ **Deporte o Actividad Física, SI o SI,** nos sube los niveles de endorfinas, y más tengamos, más adelgazamos, en mi Libro: "Guía para Adelgazar Comiendo y sin Pasar Hambre", tienes más información adicional de la importancia de endofinarse y cómo debemos hacerlo.

⇨ Llevar una Vida **Activa e Interesante**, nos elimina el Estrés (un fanático yihadista de los Michelines), y eso se consigue **saliendo a** cafetear, a bailar, a pasear al perro, al cine, viajar, etc.

Y más importante aún, es **CÓMO** COMER...

# Capítulo 2. LO BÁSICO

## 2.2 CÓMO COMER

Explicar la evolución del "homus brutus" a "homus ciudad", NO nos daría tiempo en este libro de recetas sanejas, solo recordar, que antiguamente había que **caminar varias horas** para conseguir **algo de comida**, **correr** para que los **dinosaurios no nos comieran** a nosotros y estar en la **cueva antes** que **anocheciera**, forman parte de **nuestros genes** desde hace cientos de miles de años.

⇨ **Comer cada varias horas** (cuatro de media), un mínimo de cinco al día, cantidades **moderadas**, como hacía el "homus brutus", nos hará adelgazar.

⇨ **Cenar antes de las 21.00 horas**, como cuando estábamos en la Cueva, nos hace adelgazar, y si de paso apagamos el móvil del "homus ciudad", más aún.

⇨ **Comer alimentos naturales** (frutas, verduras, pescado, algo de carne, etc.) y evitar los alimentos procesados, nos hace adelgazar.

⇨ **Comer variado,** nada de dietas excesivas en carbohidratos y/o proteínas y/o ácidos grasos, sino que sea EQUILIBRADO, es otro de los secretos anti KILOS.

Estas **sencillas reglas en el comer**, te harán ADELGAZAR...

## 2.3 CÓMO COCINAR

Con **Pasión**, como si nos hubiéramos **vuelto a enamorar con quince años**... en la vida, en el trabajo y en la Cocina, **requisito básico** para hacer esos platos SANOS y rápidos, que nos harán adelgazar.

⇨ **Cocina para un Batallón**, aunque sólo sea uno en casa, el tiempo escasea si tienes una vida activa, y luego guárdalo en la nevera o congélalo para otro día esos platos más laboriosos.

⇨ **Especias y más especias**, además de darle un aroma especial a tus platos, de sus propiedades medicinales, las especias ADELGAZAN! ya que sacian nuestro apetito, sobre todas las picantes.

⇨ **Condimenta con productos de calidad**, la diferencia de precio es mínima, y tu paladar te lo agradecerá, aunque tus MICHELINES prefiera el Azúcar, que engorda.

Eso sí, necesitamos unos cacharros cociniles básicos, para ser prácticos y rápidos...

# Capítulo 2. LO BÁSICO

## 2.4 CACHARROS

Tener un **equipamiento práctico** (además de bonito), nos hará tener ganas de cocinar más, comer en casa cosas SANEJAS y dejarnos tiempo para pasear.

◈ COCINA ELÉCTRICA o **COCINA A GAS**? primera pregunta... y como respuesta, será como en los **buenos Restaurantes**:

¿Cuáles Tienen?

COCINA A GAS es la respuesta, hará **cambiar los aromas**, y el sabor en el paladar, que nos incitara a **cocinar más y mejor** en casa.

⇨ El **HORNO**. Es **imprescindible** para cocinar PESCADO y POSTRES.

⇨ **WOK**. Cocinarás rápidamente **saludables salteados de verduras y carne**, con un mínimo de aceite.

En IKEA lo venden por unos escasos 5€.

⇨ **TAGINE** (Olla de Barro). Cocinarás **saludables Guisos**, con un mínimo de aceite.

En los CHINOS lo venden por unos 5/10€.

⇨ **OLLA ARROCERA, te permitirá hacer otras actividades, mientras preparas ese Arroz Pilau.**

En LIDL en Ofertas periódicas por unos 20€.

⇨ **OLLA EXPRESS, BATIDORA** y otros aparatejos que te hagan cocinar más rápido y mejor.

## 2.5 CACHARROS IN

Los Cacharos IN, son los que debemos evitar en la Cocina, que nos incentivan a COMER MÁS y MAL, existen demasiados, pero alguno de ellos son:

⇨ **MICROONDAS**, solo sirve para calentar comida basura.

⇨ **VASOS DE MEDIO LITRO, que son para beber un batallón.**

⇨ **PLATOS GRANDAZOS,** que son para dar **de comer** a **un OGRO** de Tres TONELADAS.

Utiliza **tamaños pequeños y razonables**, pues sin pensar vaciamos el plato o vaso, aunque NO tengamos GANAS, y es fácil evitar esos excesos.

⇨ **CAFETERAS** tipo George Clooney, que utilizan cápsulas con aditivos y azúcares.

Ya sabes, no gastes tu "plata" en cacharos PROMICHELINES.

# Capítulo 3. LAS ESPECIAS Y CONDIMENTOS

## 3.1 INTRODUCCIÓN

## 3.2 TOP ESPECIAS E HIERBAS AROMÁTICAS

## 3.3 REPETIMOS TOP 10 ESPECIAS E HIERBAS AROMÁTICAS

## 3.4 TOP 10 OPCIONALES  ESPECIAS E HIERBAS AROMÁTICAS

## 3.5 TOP 10 CONDIMENTOS

## 3.6 REPETIMOS TOP 10 CONDIMENTOS

# Capítulo 3. LAS ESPECIAS Y CONDIMENTOS

## 3.1 INTRODUCCIÓN

**Especias y más especias**, uno de los grandes secretos de los grandes Chef.

⇨ **Las Especias**, alguna procedentes del **Lejano Oriente**, ya consumida hace miles de años, en lugares tan distintos como el **Egipto de los Faraones** o la **Grecia Clásica**, permitían eliminar esos **olores pestilentes**, de cuando no existían las neveras, y de paso, **saciaban rápidamente**, limitando el sobrepeso en los mas millonetis, o permitiendo sobrevivir con esos escasos alimentos en los más humildes o currantes.

⇨ **Las Hierbas Aromáticas**, ya más **típicas del Mediterráneo,** generan pequeños aromas y **frescor en los platos**, sin matar sus olores naturales, y de paso, con diferentes **propiedades medicinales**, una manera barata de mejorar la salud en tiempos que la medicina era inexistente o cosa de millonetis.

⇨ **Los Condimentos**, una **fusión** de diversas **hortalizas, especies e hierbas** aromáticas, que cada país o región ha adaptado a su idiosincrasia, desde la Salsa de Soja, al Ají Amarillo, representa lo mejor de la **Gastronomía de cada Continente**.

# Capítulo 3. LAS ESPECIAS Y CONDIMENTOS

## 3.2 TOP ESPECIAS E HIERBAS AROMÁTICAS

**Especias y más especias**, con muchos **minerales y vitaminas**, que **sacian el apetito** y nos hacen olvidar ese **odioso/a amante** llamado **AZÚCAR.**

⇨ **LAS BÁSICAS MADE IN SPAIN**

Hasta los Beckman lo comentaban, España **huele a Ajo y Pimentón** (ahumado), son los olores básicos de nuestro platos principales, de nuestros embutidos, de nuestros guisos o frituras, si nuestro plato carece de ellos, no es "tipic spain", sino la típica gringada clonada de las grandes cadenas de Burger.

⬥ **TOP 1**. El **AJO** con sus amplias propiedades terapéuticas (un tal Plinio el Viejo, que nació hace más de 2.000 años) ya nos contaba sobre sus beneficios para la salud (combate dolores de cabeza y malestar general).

Tenemos el **Ajo Blanco de toda la vida**, una opción económica para el día a día, que podemos adquirir en cualquier Súper o Tienda de Barrio.

⬥ **TOP 2**. El **PIMENTON**, con sus propiedades **antioxidantes** (como esas cremas carísimas de marca), con ese **aroma y sabor a Ahumado** inconfundible, tan típico de los **embutidos de calidad** y de numerosos **platos Gourmet** o tradicionales en peligro de extinción.

No te compliques, compra **Pimentón de la Vera**, el auténtico de la tierra, que por algo más de un 1€ lo puedes comprar, y tus platos pasaran de ser un **"vulgaris"** a un **"Gourmet".**

⇨ **LAS BÁSICAS MADE IN FRANCIA**

Francia con su aroma a **Hierbas Provenzales** versus Italia con su penetrante olor a **Albahaca**, son también reflejo de estos amplios aromas de la Gastronomía del Mediterráneo.

⬧ **TOP 3.** Las **HIERBAS PROVENZALES**, una mezcla de **plantas aromáticas** del Mediterráneo, aunque pueden variar en su composición, las más habituales son Tomillo, Romero, Orégano, Albahaca, Ajedrea, Hinojo, Mejorana y Lavanda.

Puedes comprarlas en diversos Súper (en Lidl y/o Aldi a un buen precio) o en Tiendas de Especias de mayor calidad olfativa.

⇨ **LAS BÁSICAS MADE IN ITALIA**

La Gastronomía Italiana tiene un **gran secreto**, si paseas por una ciudad como Bolonia, Milán o Roma, ese olor te llegará desde cualquier cocina, donde aún preparan platos tradicionales, que es el **Pesto**.

⬧ **TOP 4.** La **ALBAHACA** fresca, nos protege de la fiebre, la tos y otros síntomas vinculados al resfriado, siendo utilizada en una **infinita variedad de platos**, desde ensaladas, guisos, pastas y un largo etc.

La puedes conseguir fresca en diversos Súper, aunque puedes comprar una planta para tu macetero, que te permitirá tenerla a tu disposición cuando quieras, o cómpralos en algún Súper (Lidl) o en cualquier Invernadero por 1€.

⇨ **LAS BÁSICAS MADE IN NORTE DE EUROPA**

Los Países del Norte de Europa tienen un aroma a Ginebra, o más bien a Enebro y **Eneldo**, los fríos helados del Ártico que periódicamente invaden dichos lares, incentivan el consumo de alcoholes de gran potencia, que a un simple mortal del Sur, dejaría con una resaca eterna.

❖ **TOP 5**. El **ENELDO**, un milagro excepcional para la digestión, que da ese **aroma a Salmon Noruego**, utilizándose en guisos, pescados y mariscos, salsas nórdicas, etc.

La única manera de conservar su sabor completo, es siendo FRESCO, si es triturado o seco, pierde parte de su intensidad aromática y puedes conseguirlo fresco en El Corte Inglés por algo más de 1 euro, o en su defecto, en cualquier Súper ya secas.

⇨ **LAS BÁSICAS MADE IN GRECIA**

El **Orégano** es una hierba aromática maravillosa, palabra de **origen griego** "oros ganos" que significa **alegría de las colinas**, y nos aporta una gran cantidad variada de vitaminas.

❖ **TOP 6**. El **ORÉGANO**, con un sabor aromático y balsámico, y su alto nivel de antioxidantes (esos tan famosos que dicen que nos protegen del envejecimiento), es imprescindible en nuestra cocina.

Aunque es preferible fresco (en algunos Súper como Lidl y/o Aldi puedes comprar una planta), en la Sección Árabe del Carrefour puedes comprarlo triturado o seco, de una calidad por encima de la media.

⇨ **LAS BÁSICAS MADE IN TURQUÍA**

Estambul, esa ciudad **mítica capital** del desaparecido **Imperio Bizantino**, es una mezcla de aromas y puestos callejeros de comida, pero dos sobresalen, el **Comino** y la Hierbabuena.

❖ **TOP 7**. El **COMINO**, ya utilizado por los **egipcios**, cuando construyeron **las pirámides**, con un sabor que nos recuerda levemente al anís, pero con mayor intensidad olfativa, la mezcla perfecta de lo dulce y amargo, suave y picante.

En la Sección Árabe del Carrefour puedes comprarlo triturado o seco, de una calidad por encima de la media.

⇨ **LAS BÁSICAS MADE IN MEDITERRÁNEO SUR**

Típicas especies de la Gastronomía Mediterránea, menos habituales en el Mediterráneo Occidentalizado, pero que aún se conserva en cada plato del otro Mediterráneo, y en las Recetas de nuestras Abuelas, son la **Hierbabuena** y la **Pimienta Negra**.

◈ **TOP 8**. La **PIMIENTA NEGRA**, con su sabor **fuerte y picante**, pero refrescante al paladar, ya importante en tiempos de los romanos, procedentes de la lejana Asia.

En la Sección Árabe del Carrefour puedes comprarlo triturado o seco, de una calidad por encima de la media.

◈ **TOP 9**. La **HIERBABUENA**, es en realidad una extraña fusión entre algunas variedades de Menta, destacando por ese olor o **perfume a fresco**, que nos hace resaltar muchos platos.

La puedes conseguir fresca en diversos Súper, aunque puedes comprar una planta para tu macetero, que te permitirá tenerla a tu disposición por meses en algunos Súper (Lidl) o en Invernaderos por 1€.

⇨ **LAS BÁSICAS MADE IN INDIA**

La India, un inmenso país, con una Gastronomía rica y variada, con múltiples olores embriagadores, con sus archiconocidos "**currys**", aunque más bien había que decir "masala" o **mezcla de diferentes especias,** de las más básicas o Garam Masala, a otras como mi favorita, la Balthi.

◈ **TOP 10**. El **JENJIBRE**, un remedio de la **medicina tradicional** india y china, como antiinflamatorio natural, e ingrediente básico de los mejores currys, por su sabor agrio y picante.

La única manera de conservar su sabor completo, es siendo FRESCO, si es triturado o seco, pierde parte su intensidad aromática y puedes conseguirlo fresco en Aldi y/o Lidl por algo más de 1 euro, o en su defecto en cualquier Súper ya secas.

# Capítulo 3. LAS ESPECIAS Y CONDIMENTOS

## 3.3 REPETIMOS TOP 10 ESPECIAS E HIERBAS AROMÁTICAS

⇨ **TOP 1**. El **AJO.**

⇨ **TOP 2**. El **PIMENTÓN DE LA VERA.**

⇨ **TOP 3**. Las **HIERBAS PROVENZALES.**

⇨ **TOP 4**. La **ALBAHACA FRESCA.**

⇨ **TOP 5**. El **ENELDO.**

⇨ **TOP 6**. El **ORÉGANO**.

⇨ **TOP 7**. El **COMINO.**

⇨ **TOP 8**. La **PIMIENTA NEGRA**.

⇨ **TOP 9**. La **HIERBABUENA**.

⇨ **TOP 10**. El **JENJIBRE**.

# Capítulo 3. LAS ESPECIAS Y CONDIMENTOS

## 3.4 TOP 10 OPCIONALES ESPECIAS E HIERBAS AROMÁTICAS

⇨ **TOP 1.** El **TOMILLO, ROMERO E HINOJO**

❖ Tres **clásicos** de las hierbas **aromáticas mediterráneas**, el tomillo y el romero se consiguen fácilmente en cualquier Súper, en cambio, el Hinojo lo puedes adquirir en ofertas periódicas en Aldi y/o Tiendas de Especias.

⇨ **TOP 2.** El **LAUREL** y el **PEREJIL**

❖ Otros dos clásicos de las hierbas aromáticas mediterráneas, el laurel desecado, se consiguen fácilmente en cualquier Súper, en cambio, el Perejil si es Fresco nos aporta frescura, el cual, se consigue fácilmente en cualquier Súper, o puedes comprar con maceta incluída por 1 euro en Lidl y/o Invernaderos.

⇨ **TOP 3.** El **CILANTRO**, el **ZUMAQUE** y la **MENTA**

❖ Ya casi extintos en la cocina mediterránea occidentalita, pero obligatorio en los **países árabes** mediterráneos, y el primero de esta lista es el **Cilantro o Culantro**: Los granos **se utilizan en la Cocina India** como parte de los masala o mezclas de especies para sus **afamados curry**, pudiéndolos comprar en numerosos Súper.

En cambio, en **Latinoamérica, se utiliza sus Hojas Frescas**, elemento imprescindible en cualquier **plato latino**, entre ellos el **guacamole**, y conseguirlo es un poco más difícil, en algún Hipermercado (Carrefour/Corte Inglés) o si nos arriesgamos una **plantita en maceta** que puedes adquirir en los Invernaderos y en alguna ocasión en Lidl y/o Aldi, pero al final lo más práctico es comprar un bote de Culantro en la Sección Latina versus Perú en El Corte Inglés.

Y la forma habitual en el **Mediterráneo Gastronómico es seco**, y existe uno de los mejores, lo encontrarás en la Sección Árabe del Carrefour, aunque en las Tiendas de Especias, siempre son notables.

⬧ Mi **ZUMAQUE**, numerosos son los **restaurantes turcos en esta España**, pero **ninguno huele a zumaque**, un auténtico **sacrilegio**, ya que cocinar comida turca sin zumaque **es como cocinar pescaíto frito sin aceite de oliva**, pero te costará sangre sudor y lágrimas conseguirlo en estos lares, ya que se **extinguió de nuestros cocinas en el S. XV** con la expulsión de los musulmanes, aunque en la web de www.cocinista.es lo encontrarás, o como yo hice, encargar que me trajeran medio kilo a un amigo millonetis que viajó a esa maravillosa Estambul.

⬧ La **MENTA,** la planta madre de la Hierbabuena, y **fresca debe ser**, en algunos Súper la encontrarás sin dificultad (Carrefour y/o Mercadona) o Mercados Tradicionales, aunque si te atreves, por un 1€ puedes comprar una macetita en los Invernaderos y/o Súper como Lidl, eso sí, a mí nunca me pasan del mes, pero no tengo mucha mano con las plantas.

⇨ **TOP 4**. El **SÉSAMO, la CÚRCUMA y el CARCAMOMO**

⬧ El **Sésamo o Ajonjolí**, es muy fácil de encontrar en cualquier Súper, aunque en la **Gastronomía Japonesa** se utiliza el Sésamo **negro**, que puedes comprar un paquete por 1 euro en las Tiendas Asiáticas y ocasionalmente en Ofertas esporádicas en Aldi y/o Lidl.

⬧ La **Cúrcuma,** es poco utilizado por estos lares, aunque existen algunos buenos motivos para añadirlos a esta lista de opcionales, es el **sustituto ideal al carísimo Azafrán**, ingrediente **obligatorio en los "masala" y habitual en la cocina árabe**, además, la curcumina en diversos estudios está vinculado a la **prevención del cáncer**, repito, prevención, no confundamos los efectos de prevenir de numerosas especies, hierbas o plantas con el de tratar enfermedades, que para eso están los médicos y profesionales de la salud, pudiéndola comprar en la Sección Árabe de Carrefour o en cualquier Tienda de Especias.

⬧ Más desconocido aún es el **Cardamomo**, pero habitual en los **curry**, en el Té chai o en el **Café Turco**, es decir, en la Gastronomía Árabe y Oriental, pudiéndola comprar en la Sección Árabe de Carrefour o en cualquier Tienda de Especias.

⇨ **TOP 5**. El **CHILE** y la **PIMIENTA DE CAYENA**

◈ Son pequeños **Pimientos picantes**, también conocidos como **Chiles o Ajíes**, existen tantas variedades como países, con **picores diferentes** pero todos intensos, ya depende del gusto de cada uno cual va a comprar. Están disponibles en cualquier Súper.

⇨ **TOP 6**. La **PIMIENTA BLANCA** y la **MOSTAZA**

◈ La **Pimienta blanca es la semilla de** Piper o Pimienta, la cual se utiliza más como **sazonador** (igual que la sal) que por sus aromas, ya que es más **suave**, algo típico de la Gastronomía Mediterránea, aunque existen **molinillos** que incluyen las cuatro habituales (**negra, blanca, verde, roja**), más práctico **para decorar** que por sus aromas, consiguiéndola en algunos Súper y/o Tiendas de Especias.

◈ No debemos confundir el **Condimento llamado mostaza** (mezcla de diversas especias, inclusive azúcar), con el **grano o especia mostaza**, de la cual existen múltiples variedades, entre ellos, el **grano mostaza Negra**, la más gourmet y que forma parte de la receta de la mostaza Dijón, el **grano mostaza Marrón**, más habitual en la gastronomía oriental, y para terminar el **grano mostaza Blanca o Amarilla**, la más normal por estas latitudes, y la que podemos tener en nuestra despensa, consiguiéndola en algunos Súper y/o Tiendas de Especies.

⇨ **TOP 7**. La **MEJORANA** y la **SALVIA**

◈ La **Mejorana** es hermana del Orégano**,** habitual de la **cocina italiana** y de la cocina de Oriente Medio, como sustituto o complemento del Orégano o como parte de condimentos **árabes como el Zaatar**, consiguiéndola en El Corte Inglés y/o Tiendas de Especias.

◈ La **Salvia**, habitual en la **cocina italiana**, para aromatizar diversos **platos de pasta**, y ocasionalmente en la cocina francesa, por sus aromas a **eucalipto y pino,** más difícil aún de conseguir, mejor buscarlas en Tiendas de Especias.

⇨ **TOP 8.** El **ESTRAGÓN** y el **ENEBRO**

◈ La Hierba Dragón o **Estragón,** es con las Hierbas Provenzales, los **pilares de la cocina tradicional francesa,** por su aroma que nos recuerda al anís, consiguiéndola en cualquier Súper y/o Tiendas de Especias.

◈ **Enebro,** es con el Eneldo, las dos únicas especias y/o hierbas aromáticas tradicionales en la **Gastronomía del Norte de Europa,** ideal para aderezar **bebidas alcohólicas** por su amargor, aunque ya es más frecuente utilizarla en **platos de carne intenso,** como jabalí o venado, consiguiéndola en cualquier Súper y/o Tiendas de Especias.

⇨**TOP 9**. La **MEZCLA 5 ESPECIAS CHINA, la CITRONELA y el TAMARINDO**

◈ La **Mezcla de CINCO Especias Chinas** es un **condimento** de **pimienta Sechuán, anís estrellado, canela** (cassia), **clavo, jengibre o hinojo,** tradicional de la cocina china, con los cinco sabores típicos (dulce, ácido, amargo, umami y salado), pudiéndola adquirir en Tiendas Asiáticas y en Ofertas periódicas Lidl y/o Aldi.

◈ La **Citronela** o **Lemon grass,** o la hierba limón, ya que nos recuerda a ese **aroma cítrico y agridulce,** más típica de la **cocina Thai,** pudiéndola adquirir en Tiendas Asiáticas y en Ofertas periódicas Lidl y/o Aldi.

◈ El **Tamarindo,** aunque es originario de África, lo asociamos a la **gastronomía de la India y Thai,** aunque también lo encontrarás en la cocina **Latinoamericana,** lo ideal es consumirlo fresco, algo difícil de encontrar a menos que vivas en Madrid o Barcelona, pero puedes comprar un Bote ya preparado en Tiendas Asiáticas.

⇨ **TOP 10. La CANELA, la VAINILLA, el ANÍS y el AZAFRAN**

◈ Tres especias clásicas en los postres de la cocina occidentalita, la **Canela, EL Anís y la Vainilla,** imprescindibles si eres partidario de los

**postres caseros**, consiguiéndola en algunos Súper y/o Tiendas de Especias.

◈ Qué decir del **Azafrán**, obligatorio en **la Paella**, plato internacional y local, aunque con tantas imitaciones platiles, hacen que en muchas ocasiones sean incomibles.

# Capítulo 3. LAS ESPECIAS Y CONDIMENTOS

## 3.5 TOP 10 CONDIMENTOS

**Los Condimentos**, una **fusión** de diversas **hortalizas, especias y hierbas** aromáticas, que cada país o región ha adaptado a su idiosincrasia, desde la Salsa de Soja, al Ají Amarillo, representa lo mejor de la Gastronomía de cada Continente, aunque en **Europa escasean**, siendo más típicas las Salsas, ya sea por motivos climáticos o políticos (las especias eran un producto de lujo importado del lejano Oriente, cuyas rutas eran controladas por los enemigos tradicionales de la Europa cristiana, los diversos Califatos musulmanes), **abundando las hierbas aromáticas** desde hace mas de 6.000 años, y las **especias ya importadas** por los romanos desde hace 2.000 años.

⇨ **LAS BÁSICAS MADE IN EUROPA**

Si existiera algún Condimento típico del Mediterráneo Europeo, este sería el **Aceite de Oliva Vírgen Extra o AVOE**, imprescindible en cualquier receta, y en numerosas salsas, desde el Pesto Italiano a la Vinagreta.

❖ **TOP 1**. El **Aceite de Oliva Vírgen Extra o AVOE**, que no debemos confundir con otros cosas raras, que se autodenominan "aceite oliva", y son aceites procesados súper refinados, modernajos, y que a nuestros abuelos se les revolvería el estómago si lo probaran.

El AVOE de la Marca Hacendado en Mercadona, es un muy digno aceite para el día a día, aunque el AVOE de Oleoestepa, que puedes adquirir en el Carrefour y/o El Corte Inglés, es una buena opción para los fines de semana.

◈ **TOP 2**. El **BORS ácido o salvado de cereales fermentados**, típico en numerosas Ciorbas o Sopas de la Europa Balcánica, y en particular de la Cocina Rumana, es un auténtico condimento, el cual amarás u odiarás.

El Bors Magic lo puedes adquirir por poco más de un euro, en la Sección Rumana del Carrefour o Tiendas de Europa del Este.

⇨ **LAS BÁSICAS MADE IN ÁRABE**

El Norte de África tiene una **gastronomía particular** que la diferencia de los países árabes de Oriente, y **dos condimentos son su secreto** mejor guardado.

◈ **TOP 3**. El **RUS EL HANUT** y la **HARISSA**, típicas de la Gastronomía marroquí pero compartidas hasta en el Egipto de las Pirámides, pasando por Argelia, Túnez o Libia.

Las puedes comprar ambas, en la Sección Árabe del CARREFOUR y/o TIENDAS de Árabes.

◈ **TOP 4**. La **KEFTA**, condimento para todo tipo de carnes, el **BAHARAT** para aromatizar numerosos platos, **y el ZAATAR**, típico para la elaboración de los múltiples panes del Oriente Árabe.

Puedes comprar la **Kefta** en la Sección Árabe del CARREFOUR y/o TIENDAS Árabes, el **Baharat** en Ofertas ocasionales en ALDI/LIDL, y/o TIENDAS Árabes.

En cambio, el **Zaatar** te costará más trabajo conseguirlo, en alguna Tienda Árabe, en la Web de el cocinista.es, y si lo prefieres en el Zoco de las Especies de Estambul.

⇨ **LAS BÁSICAS MADE IN SUDAMÉRICA O LOS ANDES**

La Gastronomía de la América del Sur, es muy amplia, fusión de la Cocina Andalusí (en parte conservada en Andalucía y en parte conservada en Marruecos) con la Cocina precolombina.

◈ **TOP 5.** El **AJÍ AMARILLO**, habitual condimento de los Chef que tienen varias estrellas michelines, que da ese "toque mágico" al Ceviche, junto con el cuasi inalcanzable **HUACATAY**, utilizándose en docenas de platos.

Puedes comprar el **Ají Amarillo** en la Sección Latinoamericana de El Corte Inglés, también estando disponible Rocoto, Ají Panca y Culantro, y en Tienda Latinas además de lo anterior puedes conseguir Ají Limo, por si quieres hacerte el nuevo Gastón Acurio españolete, jejeje.

Con respecto al **Huacatay,** no lo encontrarás en ningún Súper o Tienda Gourmet, quizás en alguna **Tienda Latina de Madrid o Barcelona**.

En ciudades de provincias lo tenemos difícil, la otra alternativa que he intentado media docena de veces, es que un conocido que vaya por esos lares, te consiga un par de botecitos, pero nada, al final de traen un regalo que vale mucho más "plata", pero lo que le pediste ni soñarlo, no sé si son olvidadizos, o un poco informales estos peruanos, como son estos andaluces, con los cuales comparten historia.

P.D: El Chimichurri Argentino o el Ají Chili y el Rey Colombiano, proceden de los Ajíes originales de los Andes, eso sí, domesticados y con menor intensidad aromática o picante, pero si deseas probarlo en la Sección Latina del Carrefour lo puedes adquirir.

⇨ **LAS BÁSICAS MADE IN INDIA**

La India es todo un subcontinente, con casi 1.000 millones de personas que lo habitan, múltiples y variados climas, con tantos condimentos que sería menester un sólo libro sobre esas maravillas.

◈ **TOP 6.** El **Garam Masala**, no especialmente picante, y complemento a numerosos curry tan conocidos, de los cuales son fanáticos los ingleses.

Puedes comprarlo en Ofertas ocasionales en ALDI/LIDL o en Tiendas Asiáticas.

Numerosos son los "masalas" o mezclas de especias que puedes plantearte probar, y luego elegir el que más se adapte a tu paladar, como **tandoori masala**, **madras masala**, balthi masala, **tikka masala**, el **Biryani**, el **Korma**, el Jhalfrezi, etc.

⇨ **LAS BÁSICAS MADE IN CHINA**

Platos sencillos, con muchas verduras y poca carne, es la Gastronomía China, comida saludable (la original, no esas que vienen prefabricadas en cartón que adquirimos en diversos Súper) y baja en calorías.

◈ **TOP 7.** La **SALSA de SOJA China**, o más bien **salsa de soja química**, lleva aditivos extras, bastante perjudiciales para la salud, es la que habitualmente conseguiremos en los Súper, y sin olvidar la **SALSA HOISIN**, para carnes.

Puedes comprar **Salsa de Soja China** en cualquier Súper, ya sea Mercadona, Carrefour o El Corte Inglés, y en Ofertas ocasionales en ALDI/LIDL o en Tiendas Asiáticas.

En algunas Tiendas Asiáticas, tienen **Salsa de Soja China ECOLÓGICA**, investiga, por un euro más tu salud te lo agradecerá, y la **Salsa Hoisin** está disponible en las mismas Tiendas "made in China".

⇨ **LAS BÁSICAS MADE IN JAPÓN**

Japón, al ser un país insular, dispone de una más rica y amplia gastronomía, desde la Sopa Miso al mundialmente conocido Sushi, pasando por sus Tempuras.

◈ **TOP 8.** El **MISO**, esa pasta pegajosa que da aromas inconfundible a muchas platos soperos japoneses, y la **SHOYU** (salsa soja japonesa) que es conocida como KIKOMAN, aunque hay bastantes marcas disponibles, y mi ARCHIFavorita la Salsa **TERIYAKI**, pero ojo con las calorías, ya que lleva azúcar.

Puedes comprar **Salsa de Soja Japonesa** y/o **Teriyaki** en Ofertas ocasionales en ALDI/LIDL, en el Carrefour y/o El Corte Inglés o en Tiendas Asiáticas.

Con respecto al MISO, lo puedes adquirir en El Corte Inglés o en Tiendas Asiáticas.

⇨ **LAS BÁSICAS MADE IN THAI**

A quién no le gusta la Gastronomía Thai, ya que es otro de los referentes de esos grandes Chef michelineros, **paraíso soñado** de tantos **europeos y gringos** cansados del **estrés occidentalita**, o de esos antiguos **hippies reconvertidos** en mochileros.

◈ **TOP 9.** El **CURRY ROJO** superpicante, el **VERDE** picante, y el **AMARILLO** semipicante, junto con la **Salsa SRIRACHA**, fusión de lo dulce y picante, son los básicos para ser un pequeño Chef.

Los **Currys Thai** lo podemos conseguir en Ofertas periódicas en Aldi y/o Lidl, o en TIENDAS de Alimentación Chinas.

En cambio, la **Salsa Sriracha**, sólo suele estar disponible en TIENDAS de Alimentación Asiáticas.

⇨ **LAS BÁSICAS MADE IN OTROS**

◈ **TOP 10. SALSA de OSTRAS, SALSA de PESCADO, SALSA de CACAHUETE**, que es habitual tener en nuestra despensa si nos gusta la cocina asiática.

Los podemos conseguir en Ofertas periódicas en ALDI/LIDL, en El Corte Inglés o Carrefour y/o en Tiendas de Alimentación Asiáticas.

# Capítulo 3. LAS ESPECIAS Y CONDIMENTOS

## 3.6 REPETIMOS TOP 10 CONDIMENTOS

⇨ **TOP 1**. El **ACEITE DE OLIVA VÍRGEN EXTRA.**

⇨ **TOP 2**. El **BORS ÁCIDO.**

⇨ **TOP 3**. El **RUS EL HANUT** y la **HARISSA.**

⇨ **TOP 4**. La **KEFTA, el BAHARAT, y el ZAATAR.**

⇨ **TOP 5**. El **AJÍ AMARILLO** y el **HUACATAY.**

⇨ **TOP 6**. El **GARAM MASALA.**

⇨ **TOP 7**. La **SALSA de SOJA** China y la Salsa **HOISIN.**

⇨ **TOP 8**. El **MISO**, la **SHOYU** (salsa soja japonesa) y la Salsa **TERIYAKI.**

⇨ **TOP 9**. El **CURRY ROJO**, el **VERDE**, el **AMARILLO,** con la **Salsa SRIRACHA.**

⇨ **TOP 10**. La **SALSA** de **OSTRAS**, de **PESCADO**, y la SALSA de **CACAHUETE.**

# Capítulo 3. LAS ESPECIAS Y CONDIMENTOS

## 3.7 REPETIMOS TOP 10 CONDIMENTOS

Son tantos las especias, hierbas aromáticas y condimentos, que son **imposibles de nombrar**, debes elegir los que más se **adapten a tus gustos**.

⇨ Recuerda, los que si debemos tratar de **tener en nuestra despensa**, son los **TOP 10 de Hierbas Aromáticas y Especias**.

◈ Los **TOP 10 de opcionales** de Hierbas Aromáticas y Especias, son complementarios, depende de los platos que te plantees chefear, puedes ir adquiriéndolos poco a poco.

◈ Los **TOP 10 de Condimentos,** al estar organizados por zonas Gastronómicas, te permitirán **especializarte en algún país**, si deseas ensoñar con sus aromas.

# Capítulo 4. MEDIDAS, PRECIOS, TIEMPOS Y OTRAS COSAS DIFICILES.

## 4.1 INTRODUCCIÓN

## 4.2 PRECIO

## 4.3 EL TIEMPO EN LA COCINA

## 4.4 LAS MEDIDAS

## 4.5 LOS CORTES

# Capítulo 4. MEDIDAS, PRECIOS, TIEMPOS Y OTRAS COSAS DIFÍCILES.

## 4.1 INTRODUCCIÓN

Cosas complejas, saber cuánto **nos cuesta una receta**, que **tiempo dedicar**, o peor aún, como medir las **dichosas cantidades** para que nos salga un plato agradable de comer, y que no tengamos que destinarlos al contenedor de la basura, esas son las dudas a resolver en este capitulito.

⇨ Qué **tamaño utilizar al cortar** nuestras carnes, pescado, verduras, para lo cual hay docenas de términos (cortar, picar, en juliana, en dados, etc.), que son un lío total, por eso hay que simplificar, para que nos entendamos.

Decir "Petroselinum crispum", queda muy chuli, pero prefiero decirlo como nos entenderemos todos, "Perejil".

Ya vamos a ver los **términos sencillitos** que vamos a utilizar para perezosos al cocinar (me incluyo, a veces, jejeje)...

# Capítulo 4. MEDIDAS, PRECIOS, TIEMPOS Y OTRAS COSAS DIFÍCILES.

## 4.2 PRECIO

El precio de un **kilo de tomates** (o de carne o pescado o verduras), depende de lo que **quieras pagar por él**, esa es la realidad.

⇨ Si es **temporada de tomates** (cuando es más sano con más vitaminas y minerales), si nos molestamos en caminar un rato al Mercado o visitar un par de Tiendas de Frutas, o comprar la Oferta semanal de numerosos Súper, lo podemos conseguir por algo más de 0,50€.

En cambio, si somos un poco flojetes, en cualquier **Súper normal**, lo encontraremos por **1€,** pero si vamos de Millonetis, comprando los Ecológicos en tiendas de caché, pasarán de los 2€.

Por eso, **utilizaremos el precio medio** (1€/Kg), en este producto o cualquier otro, aunque siempre recomendaré comprar en el **Mercado o Fruterías o Pescaderías** productos **de Temporada** que son los **más Frescos y sanos.**

⇨ **El precio por persona o plato**, lo diré de esta manera:

◈ **-1 €/pers.** Es decir, menos de un euro, de 0,50 a 0,80 céntimos de euro por persona o plato.

◈ **1 €/pers.** Es decir, un euro por persona o plato.

◈ **1,50 €/pers.** Es decir, un poco más de un euro por persona o plato.

◈ **2 €/pers.** Es decir, dos euros por persona o plato.

◈ **3 €/pers.** Es decir, tres euros por persona o plato, algún capricho habrá que darse.

⇨ Qué **NO incluyo en el Precio**, ya que son gastos fijos de la casa:

◈ **Gas Butano o Electricidad.**

◈ **Luz.**

◈ **Agua.**

◈ **Especias y Condimentos**. (Son una inversión inicial de unas docenas de euros, y luego es sólo gastarse lo que nos cuesta un par de cafés al mes, para reponerlos).

# Capítulo 4. MEDIDAS, PRECIOS, TIEMPOS Y OTRAS COSAS DIFÍCILES.

## 4.3 EL TIEMPO EN LA COCINA

La mayor parte de estas recetas antikilos o platazos, se preparan en **una media de 30 minutos**, que es lo que tardaríamos en **contestar a un par de mensajes en nuestro Facebook**, o lo que dura la conversación por whatsapp con cualquiera de nuestras amistades.

⇨ Un **mínimo de organización,** es lo que nos exige para cumplir con ese tiempo chefeando, y de paso, **saber** el día anterior lo que **vamos a cocinar** (para descongelar alguna salsa o carne del congelador).

**Una pizarrilla del chino,** al lado de la nevera, con una lista de los días de la semana y el plato a preparar cada día, es un buen recordatorio, de lo que debemos tener a mano.

A los **chicos nos cuesta más hacer dos cosas a la vez** (así es el cerebro del homus brutus), pero no es tan complicado, es sólo tener **Dos Ollas y Dos Sartenes**, además de una cocina que no tarde un siglo en dar temperatura (como algunas eléctricas).

La **Olla Arrocera** y la **Batidora eléctrica** son imprescindibles, incluso para los que nos negamos a ciertos modernidades cachariles insanas para la salud y para nuestro bolsillo.

Preparar y **colocar los ingredientes en la mesa** antes de cocinar, nos ahorrará cuarenta mil vueltas buscando algo con mucho esfuerzo, pues después de varios años logré aprenderlo, jejeje.

Ya sabes, no me utilices la **excusa del Tiempo** para comer SANO, pues es **tan falsa como los billetes de mil euros**.

# Capítulo 4. MEDIDAS, PRECIOS, TIEMPOS Y OTRAS COSAS DIFÍCILES.

## 4.4 LAS MEDIDAS

Medir, **medir y más medir** para saber cuántos gramos de especias y hierbas aromáticas hay que echar, hace tiempo que descarté métodos modernazos, porque al final eran más lentos.

⇨ **Una cucharilla pequeña y otra grande**, son mis herramientas básicas, complementándolos con mis dedos (la pizca esa que cabe en nuestros deditos, pero que da más fallo que una escopeta de caña).

**Media cucharadita:** Pues eso, la lleno y quito la mitad de una cucharilla pequeña, del tipo que utilizábamos para echar ese veneno llamado azúcar al Café.

**Una cucharadita:** Pues eso, la lleno de una cucharilla pequeña, del tipo que utilizábamos para echar ese veneno llamado azúcar al Café.

**Una Cuchara:** Pues eso, la lleno de una cuchara grande que utilizamos para comer esos platos de comida tradicional.

**Una pizca:** Lo que cabe entre dos dedos, por si nos faltó un pelín de sal o especias.

**Un Vaso de Plástico Medidor:** Aún existen aunque no te lo creas, y son muy prácticos, van marcados por gramos de peso y centilitros de agua o líquido.

**Otros opcionales o caprichiles**: Peso eléctrico de cocina.

# Capítulo 4. MEDIDAS, PRECIOS, TIEMPOS Y OTRAS COSAS DIFÍCILES.

## 4.5 LOS CORTES

Como Hay tantos tipos de corte, que me niego a aprenderlos, jejeje, mejor utilizar los términos que aprendí en la EGB.

⇨ Los **Cuadraditos o Cuadrados** es lo más **habitual**.

**Cuadrados enanos**: Pues eso, pequeñajos a más no poder, de 0,5cm por 0,5cm aproximadamente, que tienen el mismo tamaño por todos los lados.

**Cuadrados o cuadraditos**: Pues eso, normalitos, de 2cm por 2cm aproximadamente, que tienen el mismo tamaño por todos los lados.

**Cuadrados o cuadraditos alargados**: Pues eso, normalitos, de 2cm por 3cm aproximadamente, que tienen un lado más larguito que los demás.

**Juliana**: En tiras alargadas, como las tiritas de la farmacia que nos poníamos de peques, de de 0,5cm por 5cm aproximadamente, que tienen un lado más larguito que los demás.

Con estos "conceptos", vamos bien servidos, para preparar esos ricos platos sanos, económicos y rapidejos.

# Capítulo 5. RECETAS BÁSICAS.

5.1 INTRODUCCIÓN

5.2 SALSA TOMATE CASERO

5.3 SALSA bechamel TURKISH

5.4 SALSA TZATZIKI

5.5 ARROZ COCIDO BASMATI

5.6 ARROZ COCIDO INTEGRAL

5.7 GARBANZOS COCIDOS

5.8 MASA PARA PIZZA INTEGRAL

5.9 HUEVO FRITO AL AGUA

# Capítulo 5. RECETAS BÁSICAS.

## 5.1 INTRODUCCIÓN

Unas cuántas **Salsas o Acompañamientos Básicos** que podemos preparar el domingo (u otro día que tengamos un par de horas libres), y almacenar para varios días en la nevera o congelador.

⇨ **La Salsa de Tomate Casera,** o el **Arroz Cocido Basmati,** pasando por la **Salsa de Yogur Tzatziki,** son algunos de mis recomendaciones...

# Capítulo 5. RECETAS BÁSICAS.

## 5.2 SALSA TOMATE CASERO

**4 pers. | Fácil | -1 €/pers. | Tiempo: 30 min.**

⇨ **Descubriendo:**

El **Tomate, fresco y de temporada,** es una **fuente de** vitaminas y minerales, rico en **antioxidantes**, que junto al AVOE, full **Omega 3**, los Ajos con sus **propiedades medicinales**, más diversas especias o hierbas aromáticas, hacen de la Salsa de Tomate Casera una Recta BÁSICA en cualquier cocina saludable.

OJO, el **pseudo Tomate Frito de Bote**, requeteprocesados con **aditivos, azúcares** y **aceites tipo gremlin**, es un Dios maligno ENGORDAKILOS.

⇨ **Utensilios:**

- Cuchillo, Espátula de madera, cucharilla y tenedor.
- Bol, platos o recipientes.
- Una Olla Grande.
- Sartén Grande.

⇨ **Ingredientes:**

- 1 Kg. Tomates Frescos Maduros.
- 2 dientes de Ajo.
- ½ Cebolla Grande.
- AVOE.
- Sal Marina, Pimienta Negra, Comino, Pimentón de la Vera.

⇨ **Lo Primero:**

- Encendemos la Radio con una **música alegre** de finde.
- Poner en **la encimera las hierbas aromáticas** y/o especias a utilizar.
- **Lavar** la Verdura (Tomate).

- Preparamos las **Olla con agua** con una pizca de Sal y una cucharadita de AVOE.
- Preparar una **Sartén** con dos cucharas de **AVOE.**
- Preparar la tabla de Madera con el Cuchillo para cortar.

⇨ **Preparación rapideja:**

◈ Paso 1:

- Ponemos a **fuego lento la Olla** de Agua.
- **Echamos el Tomate** Fresco madurito.
- **Pasados cinco minutos,** sacamos los tomates, que ya tendrán la piel blanda.
- Quitamos (y tiramos) la **piel a cada tomate** y lo echamos todos los tomates en un bol de cristal, **machacándolo** un poquito con un tenedor.
- En ese **tiempo de espera de la cocción** (5 minutos), nos ponemos con el **segundo paso.**

◈ Paso 2:

- Pelamos dos dientes de ajo.
- **Cortamos los ajos** en cuadraditos minúsculos y reservamos.
- Pelamos la media cebolla.
- **Cortamos la cebolla** en cuadraditos minúsculos y reservamos.
- Ahora ya si pasamos al Paso 3, puesto que hemos completado la cocción del tomate.

◈ Paso 4:

- Ponemos la **Sartén Grande en el fuego,** bajito, hasta que esté caliente el AVOE.
- **Añadimos el Ajo,** y cuando empiecen a **dorarse,** añadimos la Cebolla, y cuando empiecen a **dorarse,** añadimos media cucharada de **pimentón.**
- 1 minuto después **añadimos el Tomate** que ya teníamos preparado en el Bol.
- Vamos **removiéndolo** unos **10/15 minutos,** hasta que **pierda 1/3 de su altura.**
- **Echamos la Sal** (1 cucharadita aprox.), la **Pimienta Negra** (1/2 cucharadita aprox.), y el **Comino** (1/2 cucharadita aprox.), hasta hallar el sabor y aroma que más os guste.

◈ Paso 5:

-   **Comprobamos el sabor**, y en su caso, añadimos un extra de Sal, Pimienta, Comino.
-   Apagamos el Fuego, jejeje.
-   Y pasados unos minutos, ya lo tenemos listos para Guardar, Neverear o Congelar.

◈ El Toque CHEFerino:

-   1/4 cucharadita aprox. de ROCOTO peruano, le daré un pequeño pique o picante exótico.

⇨ **Aclaraciones:**

◈ Si dispones de congelador, puedes **preparar una cantidad mayor**, y **guardarlas**, para esos días que andamos escasos de tiempo, es tan sólo utilizar el doble de cantidad, práctica habitual en mi caso, jejeje.

⇨ **Carrito Compra:**

◈ El **Tomate**, es un producto de temporada, de **octubre a junio** de cada año, y es habitual encontrarlas en muchos Súper o Tiendas de Verduras y Frutas (el Mercado Tradicional es la opción ideal), por un **precio medio de 1€/Kg**, en el **resto del año**, puedes adquirir **latas de Tomate Entero** (ojo, revisa que no lleve aditivos a azucares, a los cuales son muy aficionados muchos Súper) por -1€/Kg.

◈ El **Rocoto**, es habitual utilizarlo en la Gastronomía Andina o Peruana, para dar un olor diferenciado, pudiéndolo adquirir en diversos Súper, como el El Corte Inglés o en Tiendas Latinas por unos 2€.

◈ Revisa los **capítulos anteriores**, si tienes dudas sobre el **AVOE** (Aceite de Oliva Virgen Extra), las **especias o hierbas aromáticas**, y donde adquirirlas.

# Capítulo 5. RECTAS BÁSICAS.

## 5.3 SALSA bechamel TURKISH

**2/3 pers. | Fácil | -1 €/pers. | Tiempo: 15 min.**

⇨ **Descubriendo:**

La **Salsa de Bechamel clásica**, o que nos venden como casera, es un invento francés **del S. XVII**, del nombre del currante o cocinero que lo "diseñó", nadie se acuerda, pero sí del Millonetis que pagaba, el Duque Louis de Bechamel, que por supuesto no tiene nada que ver con esa cosa que nos venden en los Súper como "Bechamel".

Pero por llevar la contraria a las modas CHEFerinas, **vuelvo a los orígenes**, a una receta más antigua aún, que quizás ya en el **Impero Romano la consumían**, además llevaba alimentos más saludables, **huevo y queso fresco**, además de Yogurt.

⇨ **Utensilios:**

- Cuchillo, Espátula de madera, cucharilla y tenedor.
- Bol, platos o recipientes.

⇨ **Ingredientes:**

- 2 Huevos.
- 2 Yogures Naturales (griegos mejor).
- 100 gramos Queso tipo Feta.
- Opc. Una pizca de Sal Marina y otra de AVOE.

⇨ **Lo Primero:**

- Encendemos la Radio con una **música alegre** de finde.
- Poner los Huevos, Yogures, Queso, **las hierbas aromáticas** y/o especias, en **la encimera a** utilizar.

- Preparamos las **Olla con agua** con una pizca de Sal y una cucharadita de AVOE.
- Preparar una **Sartén** con dos cucharas de **AVOE.**
- Preparar la tabla de Madera con el Cuchillo para cortar.

⇨ **Preparación rapideja:**

◈ Paso 1:

- En el Bol **añadimos y batimos los dos Huevos.**
- **Añadimos los dos Yogures** y removemos otro minutito.
- **Añadimos los** 100 gramos de **queso desmenuzado**, mezclando bien todo.

◈ Paso 2:

- Si nos apetece, echamos una pizca de Sal Marina y/o una Cuchara de AVOE, removiéndolo otra vez.

◈ Paso 3

- Y listo para Guardar o Neverear o Estomaguear.

◈ El Toque CHEFerino:

- Si quieres un **aroma más turkish**, le podemos añadir unas hojitas superpicadas de **menta**, o si prefieres el aroma "made in Grecia" le añadiremos unas hojitas superpicadas de **orégano,** sobre gustos no hay nada escrito, yo prefiero echarle una pizca de pimienta, jejeje.

⇨ **Aclaraciones:**

◈ Al llevar huevos, no los dejes mucho tiempo en la nevera, lo ideal es consumirlo en el mismo día..

⇨ **Carrito Compra:**

◈ El **Huevo**, es **pura proteína**, de esa que pagamos una fortuna en las Tiendas para deportistas de élite, que durante **milenios fue la carne de los**

**Currantes**, ya que los filetones de cerdo o vaca quedaban para los Nobles o Millonetis, y aún continúan con un precio imbatible, una **docena por poco más de 1€.**

◈ El **Yogurt, natural y sin aditivos,** con bacterias naturales supersanejas, con altos niveles de **calcio** (que nos hace ser más altos), y en las regiones perdidas donde **existen muchas personas centenarias,** siempre tienen en común, que **consumen a diario Yogurt Natural** (no confundirlo con los marqueros que nos venden en los Súper), aunque, eso sí, **conseguirlos es un sufrimiento,** pues casi todos son procesados y valen de 0,1€ a 1€.

◈ El **Queso fresco,** natural y sin aditivos, **con D.O. de Burgos,** es básico en nuestra **despensa saludable,** ocasionalmente podemos utilizar el de **Feta, pero** recordando que es **alto** en **SAL,** la cual debemos limitar si queremos NO engordar.

# 5.4 SALSA TZATZIKI

**2/3 pers. | Fácil | -1 €/pers. | Tiempo: 15 min.**

⇨ **Descubriendo:**

La **Salsa de Yogurt,** que con diferentes nombre se extiende por todo el Mediterráneo Gastronómico, **Tzatziki en Grecia o Cacik en Turquía,** aunque de uso extendido en Oriente Medio, llamada **Laban en Siria** y quizás la receta original proceda de la **lejana India,** donde es llamada **Raita.**

El **Yogurt, natural y sin aditivos,** con bacterias naturales supersanejas, con altos niveles de **calcio** (que nos hace ser más altos), y consumido desde hace milenios, sólo **se diferencia del Yogurt Griego,** es que conserva esa agua o liquidito semi transparente, es decir, **dos yogures naturales que le quitas el liquido y lo aplastas un poco,** es lo que conocemos **como Griego.**

⇨ **Utensilios:**

- Cuchillo, Espátula de madera, cucharilla y tenedor.
- Bol, platos o recipientes.

⇨ **Ingredientes:**

- 2 Yogures Griegos.
- 1 Pepino pequeño rallado o ½ pepino grande rallado.
- 1 diente de ajo.
- 1 cuchara de AVOE.
- 1 pizca de Sal Marina.
- 1 pizca de Pimienta Negra o Blanca.
- Opc. ½ Zumo Limón, Unas Hojas de Menta y/o Orégano, Una pizca de Jengibre y de Comino.

⇨ **Lo Primero:**

- Encendemos la Radio con una **música alegre** de finde.
- Poner los Yogures, Ajo, Limón, AVOE, y **las hierbas aromáticas** y/o especias, en **la encimera a** utilizar.
- Preparar la tabla de Madera con el Cuchillo para cortar.

⇨ **Preparación rapideja:**

◈ Paso 1:

- **Pelamos el pepino, y lo rallamos muy fino**, con nuestro ultra moderno rallador del Chino de 1€.
- **Picamos en cuadraditos** súper pequeñajos el ajo.

◈ Paso 2:

- En el Bol o Cuenco **añadimos los dos Yogures** y lo removemos un minutito.
- **Añadimos el ajo picado, el pepino rallado y el AVOE,** removiéndolo otro minutito.
- Echamos la pizca de Sal, la de Pimienta, removiéndolo otro minutito, hasta hallar el sabor y aroma que más os guste.

◈ Paso 3

- Y listo para Guardar o Neverear o Estomaguear.

◈ El Toque CHEFerino:

- Si quieres un **aroma más turkish**, le podemos añadir unas hojitas superpicadas de **menta,** o si prefieres el aroma "made in Grecia" le añadiremos unas hojitas superpicadas de **orégano,** en cambio si quieres hacer **la receta orígen o Raita** "made in India", añádelo una pizca de **jengibre molido y comino molido,** sobre gustos no hay nada escrito, **yo prefiero** echarle un **poco de zumo de limón,** aunque a muchos no les gusta dicho sabor algo agrio, jejeje.

⇨ **Aclaraciones:**

◈ Al llevar yogurt, no lo dejes mucho tiempo en la nevera, lo ideal es consumirlo en un par de días.

⇨ **Carrito Compra:**


◈ El **Yogurt, natural y sin aditivos,** son bacterias naturales supersanejas con altos niveles de **calcio** (que nos hace ser más altos), y en las regiones perdidas donde **existen muchas personas centenarias,** siempre tienen en común que **consumen a diario Yogurt Natural** (no confundirlo con los marqueros que nos venden en los Súper), aunque, eso sí, **conseguirlos es un sufrimiento,** pues casi todos son procesados, ya valgan a 0,1€ o a 1€.

◈ El **Pepino,** está disponible de **Abril a Octubre** como buen producto de temporada, el **resto del año** también se puede comprar, pero es de **invernadero criados con foquitos,** que hace que tenga menos vitaminas y minerales, pero siempre tendrán pocas calorías y con efecto saciante.

◈ Revisa los **capítulos anteriores** si tienes dudas sobre el **AVOE** (Aceite de Oliva Vírgen Extra), las **especias o hierbas aromáticas** y donde puedes adquirirlas.

# Capítulo 5. RECETAS BÁSICAS.

## 5.5 ARROZ COCIDO BASMATI

**2/4 pers. | Fácil | -1 €/pers. | Tiempo: 15 min.**

⇨ **Descubriendo:**

El Arroz es una fuente de carbohidratos elevada, pero no todos son iguales, Gandhi era un político buenazo, en cambio Stalin uno malazo, solo hay saber a quién votar, perdón comprar, jejeje.

Mi predilecto, **por saludable es el Basmati**, con un I.G. de 50 o medio, nos aporta **pequeñas cantidades de vitaminas, minerales y aminoácidos** esenciales, aunque sólo encontraremos el Blanco o Refinado, **lo ideal sería el Basmati Integral** (I.G. 45), la perfección absoluta, pero olvídate, a menos que seas millonetis.

Más **saludable aún**, es el **Arroz Integral**, con un I.G. de 50 o medio, que al conservar su capa externa o piel, nos aporta muchos más minerales y vitaminas, pero su cocción es un poco más lenta que mi predilecto.

⇨ **Utensilios:**

- Cuchillo, Espátula de madera, cucharilla y tenedor.
- Bol, platos o recipientes.
- Una Ollas Arrocera.
- Una Taza medidora (lo trae de regalo la olla arrocera).

⇨ **Ingredientes:**

- 2 Tazas de Arroz Basmati.
- 2 Tazas de Agua.
- Una pizca de Sal Marina.

⇨ **Lo Primero:**

- Encendemos la Radio con una **música alegre** de finde.
- Poner en **la encimera el arroz, agua y sal a** utilizar.
- **Lavar** la Arroz.

⇨ **Preparación rapideja:**

◈ Paso 1:

- Enchufamos la Olla Arrocera.
- Echamos las **dos tazas de arroz.**
- Echamos las **dos tazas de agua.**
- **Repetimos,** el basmati se cocina con la misma cantidad de agua que arroz.
- Echamos la pizca de Sal
- Encendemos (con su botoncito de encendido) la Olla Arrocera.

◈ Paso 2:

- Y ya **tenemos 45 minutos para hacer o que nos apetezca**, ya que se apagará solita, es lo bueno de estas máquinas modernejas.
- **Si eres organizado y tienes tiempito,** preparas otro plato en ese tiempo, por ejemplo, la Salsa de Tomate Casero.
- O te puedes ir a dar un paseo, y de paso, parar en la Frutería, a adquirir alguna verdura de temporada.
- Ya pasó ese tiempo tan largazo y...

◈ Paso 3

- **Sacamos el arroz,** poniéndolo en un plato para que se enfrie.
- **Lavamos y Guardamos la Olla Arrocera** hasta el próximo finde.
- **Guardamos el Arroz ya cocinado** en la nevera, congelador o en nuestro estómago.

◈ El Toque CHEFerino:

- Mi amiga Berni, la ANTIchef, sabe preparar **un par de platos magníficos**, uno es el Arroz, al cual añade en la dichosa Olla Arrocera lo siguiente:
- Un **ajo picado** en cuadraditos pequeñajos, **media cebolla en cuadraditos** pequeñajos y medio **cubito de caldo de pollo ecológico.**

-   Zis, Zas y sale divino (a mi no tanto, debe haber algún secretajo que me oculta, jejeje).

⇨ **Aclaraciones:**

◈ Si dispones de congelador, puedes **preparar una cantidad mayor**, y **guardarlas**, para esos días que andamos escasos de tiempo, es tan sólo utilizar el doble de cantidad, práctica habitual en mi caso, jejeje.

⇨ **Carrito Compra:**

◈ El **Arroz Basmati**, es habitual encontrarlas en muchos Súper (Lidl, Aldi, Mercadona, Carrefour) por un **precio medio de 2€**, con respecto al Basmati Integral, sólo lo encontrarás en algunas Tiendas Especializadas, como Herbolarios a unos 5€.

◈ El **Arroz Integral**, es habitual encontrarlos en algunos Súper (Carrefour, El Corte Inglés) por un **precio medio de 1,5€**, pero **OJO!** en otros Súper lo que hacen es **mezclar arroz blanco o refinado de baja calidad con salvado,** y te lo venden al mismo precio, con esa publicidad ENGAÑABOBOS de "rico en fibra", pero de Integral NADA!

◈ Revisa los **capítulos anteriores** si tienes dudas sobre el **AVOE** (Aceite de Oliva Vírgen Extra), las **especias o hierbas aromáticas**, y donde adquirirlas.

# Capítulo 5. RECETAS BÁSICAS.

## 5.6 ARROZ COCIDO INTEGRAL

**2/4 pers. | Fácil | -1 €/pers. | Tiempo: 30 min.**

⇨ **Descubriendo:**

El Arroz es una fuente de carbohidratos elevada, pero no todos son iguales, Gandhi era un político buenazo, en cambio Stalin uno malazo, sólo hay que saber a quién votar, perdón comprar, jejeje.

El más saludable, es el **Arroz Integral**, con un I.G. de 50 o medio, que al conservar su capa externa o piel, nos aporta muchos **más minerales y vitaminas y aminoácidos** esenciales , pero su cocción es un poco más lenta que otros arroces y necesitando más agua.

**Lo ideal sería el Basmati Integral** (I.G. 45), la perfección absoluta, pero olvídate, a menos que seas millonetis.

⇨ **Utensilios:**

- Cuchillo, Espátula de madera, cucharilla y tenedor.
- Bol, platos o recipientes.
- Una Ollas Arrocera.
- Un Taza medidor (lo trae de regalo la olla arrocera).

⇨ **Ingredientes:**

- 2 Tazas de Arroz Basmati.
- 2 Tazas de Agua.
- Una pizca de Sal Marina.

⇨ **Lo Primero:**

- Encendemos la Radio con una **música alegre** de finde.

- Poner en **la encimera el arroz, agua y sal a** utilizar.
- **Lavar** el Arroz un par de veces, y dejarlo en agua reposar un mínimo de 30 minutos.

⇨ **Preparación rapideja:**

◈ Paso 1:

- Enchufamos la Olla Arrocera.
- Echamos las **dos tazas de arroz** (que hemos tenido reposando en agua un mínimo de 30 minutos).
- Echamos las **cuatro o cinco tazas de agua.**
- **Repetimos,** el integral se cocina con el doble de agua que de arroz.
- Echamos la pizca de Sal
- Encendemos (con su botoncito de encendido) la Olla Arrocera.

◈ Paso 2:

- Y ya **tenemos 45 minutos para hacer lo que nos apetezca,** ya que se apagará solita, es lo bueno de estas máquinas modernejas.
- **Si eres organizado y tienes tiempito,** preparas otro plato en ese tiempo, por ejemplo, la Salsa de Tomate Casero.
- O te puedes ir a dar un paseo, y de paso, parar en la Frutería, a adquirir alguna verdura de temporada.
- Ya pasó ese tiempo tan largazo y...

◈ Paso 3

- **Sacamos el arroz,** poniéndolo en un plato para que se enfrié.
- **Lavamos y Guardamos la Olla Arrocera** hasta el próximo finde.
- **Guardamos el Arroz ya cocinado** en la nevera, congelador o en nuestro estómago.

◈ El Toque CHEFerino:

- Mi amiga Berni, la ANTIchef, sabe preparar **un par de platos magníficos,** uno es el Arroz, al cual el añade en la dichosa Olla Arrocera lo Siguiente:
- Un **ajo picado** en cuadraditos pequeñajos, **media cebolla en cuadraditos** pequeñajos y medio **cubito de caldo de pollo ecológico.**

- Zis, Zas y sale divino (a mi no tanto, debe haber algún secretajo que me oculta, jejeje).

⇨ **Aclaraciones:**

◈ Si dispones de congelador, puedes **preparar una cantidad mayor** y **guardarlas**, para esos días que andamos escasos de tiempo, es tan sólo utilizar el doble de cantidad, práctica habitual en mi caso, jejeje.

⇨ **Carrito Compra:**

◈ El **Arroz Integral,** es habitual encontrarlas en algunos Súper (Carrefour, El Corte Inglés) por un **precio medio de 1,5€**, pero **OJO**! en otros Súper lo que hacen es **mezclar arroz blanco o refinado de baja calidad con salvado,** y te lo venden al mismo precio, con esa publicidad ENGAÑABOBOS de "rico en fibra", pero de Integral NADA!

◈ Con respecto al Basmati Integral, sólo lo encontrarás en algunas Tiendas Especializadas como Herbolarios a unos 5€.

◈ Revisa los **capítulos anteriores,** si tienes dudas sobre el **AVOE** (Aceite de Oliva Vírgen Extra), las **especias o hierbas aromáticas** y donde adquirirlas.

# Capítulo 5. RECETAS BÁSICAS.

## 5.7 GARBANZOS COCIDOS

**4/8 pers. | Fácil | -1 €/pers. | Tiempo: 60 min.**

⇨ **Descubriendo:**

La **Garbanzos**, ingrediente **estrella en la cocina Mediterránea** tradicional, en peligro de extinción, un **arma de destrucción masiva de esos kilos que nos sobran**, con **tantas proteínas como esa Quínoa** de moda, que venden a precio de oro, nos aporta **ingentes cantidades de minerales** y de regalo, nos da un buen colocón de vitaminas.

Cocinarlos y comerlos un **par de veces en semana**, aparte de ser súper baratos, nos hará ser más **fuertes, sanos y delgados.**

⇨ **Utensilios:**

- Cuchillo, Espátula de madera, cucharilla y tenedor.
- Bol Grande.
- Una Olla Grande.

⇨ **Ingredientes:**

- 500 gramos de garbanzos SECOS.
- AVOE.
- Sal Marina.

⇨ **Lo Primero:**

- Encendemos la Radio con una **música alegre** de finde.
- Poner en **la encimera las hierbas aromáticas** y/o especias a utilizar, etc.
- **Lavar** las Legumbres (Garbanzos en este caso).
- Preparar Bol o Fuente Grande con una cuchara de **AVOE** y dos cucharaditas de **Sal.**

- Preparar Una **Olla grandota** con una cuchara de **AVOE** y dos cucharadita de **Sal.**

⇨ **Preparación rapideja:**

◈ Paso 1:

- Ponemos **Bol o Fuente Grande** con dos cucharadita de **Sal.**
- **Echamos los 500 gramos** de garbanzos.
- **Echamos agua,** hasta cubrir como **mínimo dos dedos por encima** de los garbanzos.
- Esperamos **12 horas** a que se remojen si lo dejamos **encima de la encimera,** o **24 horas** si lo ponemos en la **nevera.**
- **Continuamos con nuestra múltiples actividades** (trabajar, dormir, salir, etc.) hasta pasados 12/24 horas.
- Y nos penemos con el **segundo paso,** pasado dicho tiempo.

◈ Paso 2:

- Llenamos con un **mínimo un litro de agua** a la **Olla,** poniéndola **a fuego lento** y...
- **Lavamos bien los garbanzos y los escurrimos** (con el colador de toda la vida) y...
- Cuando el **agua este hirviendo** (importante que este hirviendo), ya **añadimos los garbanzos.**
- Recuerda que el **agua** sobrepase un **mínimo dos dedos** a los garbanzos.
- Subimos a **fuego medio** y...
- Nos vamos al **tercer paso.**

◈ Paso 3:

- Dejándolos **cocer una media de 90 minutos,** comprobando cada 10 minutos que la olla mantenga la suficiente agua (para no quemarla, jejeje).
- En ese **tiempo podemos hacer otros platos** que vamos a comer los días de la semana laborales.
- Ya pasado dicho tiempo, solo toca **apagar el fuego, escurrirlos y guardarlos** en la nevera, para nuestras próximas recetas antikilos.

◈ CHEFeriando:

- Una hojita de Laurel, cuando se está cociendo, le puede dar un toque "mediterráneo", pero es improvisar, algún pique exótico, no debéis descartarlo.

⇨ **Aclaraciones:**

◈ Con respecto a los **Garbanzos Cocidos del Súper**, hay que usarlos con **prudencia y/o en emergencias**, ya que suele ser habitual que lleven una serie de **desconocidos aditivos químicos**, que no están claro su efecto sobre nuestros kilos, **sal por un tubo**, e inclusive **azúcares** (disfrazados de osas u otros nombre rarejos para despistar).

⇨ **Carrito Compra:**

◈ El típico que encontramos más económico en los Súper, es el **Garbanzo pedrosillano**, por unos 1.5€ el Kg, es un poco **más pequeñajo**, quedando muy tiernos tras cocerlos, con **un 20% proteínas**, es el MEJOR para nuestra recetas ANTIkilos, para currantes.

En cambio, el **Garbanzo Castellano**, es más grandote y un poco más duro después de cocerlos, ideal para esos guisos de la abuela, aunque su precio suele ser algo más de 2€ el Kg.

Ambos, normalmente los **encontrarás en muchos Súper** (Aldi/Lidl/Mercadona).

En cambio, el **Garbanzo Blanco Lechoso**, es el pijo o **millonetis**, ya que nos cuesta a algo más de 3€ el Kg, aunque es el más **cremoso de todos**, ideal para hacer hummus.

Variedades más pitucas o millonetis aún, son el **Garbanzo Venoso Andaluz**, el **Garbanzo Chamad Granaíno** o el **Garbanzo Desi** de la **India, pero los precios no suelen bajar de los 5€ el Kg.**

◈ Revisa los **capítulos anteriores,** si tienes dudas sobre el **AVOE** (Aceite de Oliva Vírgen Extra), las **especias o hierbas aromáticas.**

# Capítulo 5. RECETAS BÁSICAS.

## 5.8 MASA PARA PIZZA INTEGRAL

**6 pers. | Fácil | -1 €/pers. | Tiempo: 60 min.**

⇨ **Descubriendo:**

La **Pizzas**, esa exquisitez de orígen italiano, de la cual soy un **fan fanático**, pueden ser **supe saludables si son caseras**, o uno de los **peores ENGORDAKILOS**, si las compramos en **el Súper** (harina refinada + aceite girasol o palma + azúcar + levadura química), y su **secreto está en la MASA**.

Lo más **entretenido es preparar la masa**, pero **podemos congelarla** (sacándola con 24 horas de antelación para que se descongele de manera natural) **después de estar fermentada**, y así, comeremos pizza cualquier día laborable.

⇨ **Utensilios:**

- Cuchillo, Espátula de madera, cucharilla y tenedor.
- Bol Grande.
- Vaso Medidor.

⇨ **Ingredientes:**

- 400 gramos de Harina Integral.
- 100 gramos de Sémola de Trigo duro.
- 250cc de Agua templada versus tibia.
- 12 gramos levadura fresca o 6 gramos de levadura granulada.
- 2 cucharaditas AVOE.
- ½ cucharadita Sal Marina fina.

⇨ **Lo Primero:**

- Encendemos la Radio con una **música alegre** de finde.
- Poner en **los ingredientes** a utilizar, etc.
- Limpiar **la encimera**, donde vamos a a amasar.

⇨ **Preparación rapideja:**

◈ Paso 1:

- Echamos en un vaso grandote, unos **250cc de agua templada**, y la **levadura, removiéndolo** dos minutos.
- Añadimos las dos cucharaditas **AVOE**.
- **Removemos otros dos minutos**, hasta que estén bien mezclados, y reservamos.
- Y nos ponemos con el **segundo paso**.


◈ Paso 2:

- Echamos los **400 gr de Harina Integral** y los **100 gr de Sémola de Trigo** duro en el Bol de cristal, removiéndolo hasta mezclarlos.
- Le damos **forma de volcán** (como un **triángulo para arriba**, pero con **un huecazo en el centro**).
- Vamos **echando el vaso** con el agua (que contiene la levadura, sal y AVOE), **poco a poco**, en el **centro del volcán, removiéndolo** con la **harina**, utilizando una espátula de madera.
- Añadimos la ½ cucharadita de **Sal fina**.
- En menos de cinco minutos (si somos lentos al hacerlo), veremos que **se ha vuelto** una **masa pegajosa**, pero sin grumos (pegotones durejos).
- Y ya estamos listos para al **tercer paso**.

◈ Paso 3:

- Echamos un **puñado de harina** integral en la **mesa o encimera**, extendiéndola.
- Echamos la **masa pegajosa pizzera**, **sobre la mesa** o encimera, justo donde esta rociada por el puñado de harina.
- Ojo! a mí me gusta **mojarme las manos en AVOE**, para que me sea más fácil amasarla, pero no tengo claro si es lo mejor, jejeje...
- Vamos **amasándola** (moviéndola y estrujándola), si ves que está demasiado pegajosa, le **vamos añadiendo**, poco a poco, **un poquito** de **harina** integral, durante unos 10 minutos.
- Y vamos **dando forma de BOLA** o balón, cuando **ya apenas** se nos **pegue en las manos**, y sea un balón semi perfecto.
- Nos ponemos con el **cuarto paso**.

◈ Paso 4:

- Echamos en un **Bol de cristal**, un chorreón **de AVOE**, extendiéndolo.
- Ponemos **la bola de la masa de la pizza** que ya hemos amasado, dentro del Bol, mojándolo un pelín sobre dicho aceite.
- **Tapamos con un paño** el Bol, dejándola **reposar de 30 a 60** minutos, hasta que doble su tamaño.
- Ojo, el **tiempo depende de la temperatura ambiente**, si hace un frío que te pela, será más de una hora.
- Nos **vamos a dar un paseo**, a **cocinar otro plato** para los **días laborables** (mi adorada salsa de tomate casero o cualquier otra receta básica).
- Nos ponemos con el **quinto paso**, pasado dicho tiempo.

Paso 5:

- Comprobamos que la **masa pizzera se dobló** de tamaño.
- Con el puño, lo **vamos aplastando** para **quitar el aire** acumulado.
- Le damos **forma de Bola**, y lo **dividimos en tres partes** o bolitas.
- **Cada parte, la amasamos un poquito** (moviéndola y estrujándola), hasta que tenga una forma perfecta de balón.
- La **mojamos en AVOE** y la **envolvemos en papel film** (ese plástico trasparente), cada bolita.
- **A Congelar** y listo!

Recordatorio:

- Cada Bolita es para una pizza mediana, de dos a cuatro raciones, dependiendo de lo comilones que seamos.
- Ojo! recuerda **descongelar** la bolita **el día anterior** (24 horas), para que sea natural el descongelado.

◈ CHEFeriando:

- **Añadir a la masa**, ½ cucharadita de **Orégano y Tomillo**, hará darle un aroma diferenciado que nos recodará a la **Focaccia italiana**.
- También puedes sustituir **el agua por leche**, con lo cual se quedará más gordita, pero menos crujiente.

⇨ **Aclaraciones:**

◈ Lo más importante es la **Harina Integral**, rica en micronutrientes, aunque al tener poco glúten le cuesta un poco más subir (doblarse de tamaño), por eso, **son carbohidratos complejos**, que apenas engordan, pero como siempre, **revisa la etiqueta con los ingredientes** al comprarla, y te darás alguna sorpresa por los extras que algunas marcas llevan, jejeje.

◈ La **Sémola de Trigo duro** es opcional, pero tiene más fuerza (glúten) que la harina integral, lo cual nos sirve para que suba más rápido, pero sobre gustos no hay nada escrito.

◈ **Ojo con la Levadura**, término tan genérico que te puedes encontrar derivados del petróleo entre sus ingredientes, **compra Levadura Fresca** (en la sección de refrigerados) o **Levadura granulada en su defecto**, nada de Levaduras Químicas (que suelen ser las que sólo ponen la palabra levadura).

⇨ **Carrito Compra:**

◈ **Harina Integral o Sémola de Trigo duro**, la encontrarás a 1€ en el Súper **Mercadona** (marca Hacendado), a un precio un poco más elevado **en Carrefour y/o El Corte Inglés**, aunque siempre tienes la **alternativa de comprarla** en Panaderías Artesanales si tienes el privilegio de encontrar alguna.

◈ **Levadura Fresca**, la encontrarás a 0,40€ en el Súper **Mercadona**, y **Levadura granulada** en Aldi y/o Lidl por 1€, y con respecto a la química, que debes evitar en cualquier Súper las hay a docenas.

◈ Revisa los **capítulos anteriores**, si tienes dudas sobre el **AVOE** (Aceite de Oliva Vírgen Extra), las **especias o hierbas aromáticas**.

## 5.9 HUEVO FRITO AL AGUA

**1 pers. | Fácil | 0,12 €/pers. | Tiempo: 5 min.**

⇨ **Descubriendo:**

El **Huevo,** es la **proteína del pobre** según se dice, pero son **proteínas más sanas que las de la carne**, eso sí, está demostrado **científicamente**.

⇨ **Utensilios:**

- Cuchillo, Espátula de madera, cucharilla y tenedor.
- Bol, platos o recipientes.
- Una Sartén pequeña antiadherente.

⇨ **Ingredientes:**

- 1 Huevo.
- 1 Taza de Agua.
- Una pizca de Sal Marina.

⇨ **Lo Primero:**

- Encendemos la Radio con una **música alegre** de finde.
- Poner en **la encimera el huevo, agua y sal a** utilizar.

⇨ **Preparación rapideja:**

◈ Paso 1:

- **Encendemos el fuego,** a temperatura media.

- Echamos el **agua a la Sartén**, y la colocamos al fuego.
- Esperamos a que el **agua hierva.**
- Y pasamos al **paso dos**.

◈ Paso 2:

- **Con un golpe**, rompemos la **cáscara** por el centro.
- Abrimos la cascara **y echamos el huevo a la Sartén.**
- Esperamos un minuto, y vamos **echando el agua hirviendo** de la sartén **sobre el huevo**, con al espumadera, en especial sobre la parte superior.
- Y pasamos al **paso tres**.

◈ Paso 3

- **Sacamos** el huevo con **cuidado**, con la espumadera, y lo presentamos en una esquina del plato.
- Y listo para comer!

◈ El Toque CHEFerino:

- Ponerlo un **par de minutos al Horno**, nos permite conseguir que la yema se ponga un **poca mas durita**, en esas ocasiones, que nos salió un poco crudazo.

⇨ **Aclaraciones:**

◈ El **secreto**, es tener una **Sartén** pequeña **anti adherente**, cuesta aprenderlo (destrozar unas docenas de huevos, jejeje), pero merece la pena gastarse esos diez euros largos.

⇨ **Carrito Compra:**

◈ El **Huevo**, es la **proteína del pobre**, según se dice, pero **proteínas más sanas que las de la carne**, eso sí, está demostrado pudiéndolo comprar una docena por **poco más de un eurillo** en cualquier Súper.

◈ Revisa los **capítulos anteriores** si tienes dudas sobre el **AVOE** (Aceite de Oliva Vírgen Extra), las **especias o hierbas aromáticas**, y consulta donde adquirirlas.

# Capítulo 6. LUNES BERENJENEROS.

## 6.1 INTRODUCCIÓN

## 6.2 CAVIAR O ENSALADA DE BERENJENAS

## 6.3 POPOUTSAKIA O BERENJENAS RELLENAS GRIEGAS

## 6.4 MOUSSAKA O LASAÑA DE BERENJENAS

## 6.5 SALTADO DE GARBANZOS CON ESPINACAS

# Capítulo 6. LUNES BERENJENEROS.

## 6.1 INTRODUCCIÓN

Los Lunes, (con algunos **excesos en la comida** en el pasado Fin de Semana), intentaremos ajustar el ritmo de lo que comemos, por eso, platos de **verduras y hortalizas** con una **buena cantidad de proteínas y fibra**, se convierten en Berenjeneros.

⇨ La Berenjena, es un alimento con **bajo nivel de calorías**, pero con un gran efecto saciante si se combina adecuadamente con diversas especias, aportando tan solo un 10% de carbohidratos y una amplia variedad de **minerales y vitaminas**, por lo cual es adecuado para llevar una dieta sana y equilibrada que **impedirá que engordemos**.

◈ Lo de siempre, **empezar** por una **gigantesca ensalada** y **terminar** la comida con **frutas o lácteos frescos**, son **requisitos básicos** para adelgazar.

# Capítulo 6. LUNES BERENJENEROS.

## 6.2 CAVIAR O ENSALADA DE BERENJENAS.

**3/4 pers. | Fácil | -1 €/pers. | Tiempo: 30 min.**

⇨ **Descubriendo:**

El zaaluk o Caviar de Berenjenas, es un plato típico de la **Gastronomía del Sur del Mediterráneo,** de Marruecos en particular, aunque en el Al Ándalus pretérito, que abarcaba hasta los Pirineos, ya se consumía con pequeñas variaciones de la receta actual, pero que se **extinguió de nuestros** fogones en el S.XV.

La Berenjena, es un alimento con **bajo nivel de calorías**, pero con un gran efecto saciante si se combina adecuadamente con diversas especias, aportando tan sólo un 10% de carbohidratos y una amplia variedad de **minerales y vitaminas,** por lo cual es adecuado para llevar una dieta sana y equilibrada que **impedirá que engordemos.**

⇨ **Utensilios:**

- Cuchillo, Espátula de madera, cucharilla y tenedor.
- Bol, platos o recipientes.
- Dos Ollas Grandes.
- Sartén Grande.

⇨ **Ingredientes:**

- 1 Kg de Berenjenas.
- 1 Kg Tomates Frescos Maduros.
- 4 dientes de Ajo.
- ½ Limón.
- AVOE.
- Sal Marina, Pimienta Negra, Comino, Pimentón de la Vera.
- Opc. 100 gramos Aceitunas negras.
- Opc. Ras al Hanaut, Cilantro o Hierbabuena y Agua de Azahar.

⇨ **Lo Primero:**

- Encendemos la Radio con una **música alegre** de finde.
- Poner en **la encimera las hierbas aromáticas** y/o especias a utilizar.
- **Lavar** la Verdura (Berenjenas y Tomate).
- Preparamos las **Ollas con agua** con una pizca de Sal y una cucharadita de AVOE.
- Preparar una **Sartén** con dos cucharas de **AVOE.**
- Preparar la tabla de Madera con el Cuchillo para cortar.

⇨ **Preparación rapideja:**

◈ Paso 1:

- Ponemos a **fuego lento la Olla** de Agua.
- Cortamos y **tiramos la punta verde** o rabejo de la Berenjena.
- Cortamos la Berenjena por la mitad, a lo largo y...
- La cortamos en **trozos cuadrados alargados** (de 2cm por 3cm aprox.).
- **Ojo**! se deja con la piel negra al cortarla, le dará un sabor exquisito.
- Echamos la **Berenjena cortada a la Olla** de Agua, poniéndola a fuego medio.
- En **15/20 minutos** estará cuasi blanda o al dente, es el momento de apartarla.
- En ese **tiempo de espera de la cocción** (15/20 minutos), nos penemos con el **segundo paso**.

◈ Paso 2:

- Ponemos a **fuego fuerte la segunda Olla** de Agua.
- **Echamos el Tomate** Fresco madurito.
- **Pasados cinco minutos**, sacamos los tomates que ya tendrán la piel blanda.
- Quitamos (y tiramos) la **piel a cada tomate** y lo echamos todos los tomates en un bol de cristal, **machándolo** poquito con un tenedor.
- En ese **tiempo de espera de la cocción** (5 minutos), nos ponemos con el **tercer paso**.

◈ Paso 3:

- Pelamos cuatro dientes de ajo.
- **Cortamos los ajos** en cuadraditos minúsculos y reservamos.

- **Preparamos las aceitunas** (si tienen huesos, los quitas) y reservamos.
- Ahora ya si pasamos al Paso 4, puesto que hemos completado la cocción del tomate.

◈ Paso 4

- Ponemos la **Sartén Grande en el fuego**, muy bajito, hasta que esté caliente el AVOE.
- **Añadimos el Ajo**, y cuando empiecen a **dorarse**, añadimos media cucharada de **pimentón**.
- 1 minuto después **añadimos el Tomate** que ya teníamos preparados en el Bol.
- Vamos **removiéndolo** unos **5/10 minutos**, en su caso echar ¼ vaso de agua si vemos que se puede quemar o pegar.
- Echamos la **Sal** (1/2 cucharadita rasa aprox.), la **Pimienta Negra** (1/2 cucharadita aprox.), el **Comino** (1/2 cucharadita rasa aprox.), y el Rus al Hanout (1/4 cucharadita rasa aprox.), hasta hallar el sabor y aroma que más os guste.

◈ Paso 5

- **Añadimos las Berenjenas ya cocidas**, removiéndolas (5 minutos aprox.), las **aceitunas negras** y el **zumo** de medio **limón**.
- **Comprobamos el sabor**, y en su caso, añadimos un extra de Sal, Pimienta y Comino.
- Añadimos unas **gotas de Agua de Azahar**.
- Apagamos el Fuego, jejeje.

◈ Paso 6

- Ya está listo, un verdadero manjar! ya sólo es **presentarlo en un plato** que podemos adornar con unas **hojas de cilantro o hierbabuena** fresca.
- Podemos **acompañarlo** con un **vaso de agua** grandote, y un trozo de **Pan Integral** de Panadería Artesanal hecho con masa madre.

⇨ **Aclaraciones:**

◈ Si dispones de congelador, puedes **preparar una cantidad mayor**, y **guardarlas** para esos días que andamos escasos de tiempo, aunque otra opción, es **cocer las berenjenas el día anterior**, guardándolo en un **bol en la nevera**, para así realizar la receta más rápidamente.

◈ Previamente, una **gran ensalada variada** como mínimo cinco ingredientes, más **un postre** (frutas o yogurt natural), es una cena ideal, que nos saciará completamente, y **evitará que engordemos**, y si decidimos dar un **paseo** después de esta cenaja, **adelgazaremos mucho más** que todas esas dietas milagros, alimentos light o el trote del Gimnasio.

⇨ **Carrito Compra:**

◈ Las **Berenjenas**, es un producto de temporada, de **septiembre a mayo** de cada año, y es habitual encontrarlas en muchos Súper o Tiendas de Verduras y Frutas (el Mercado Tradicional es la opción ideal), por un **precio medio de 1€/Kg**.

◈ El **Tomate**, es un producto de temporada, de **octubre a junio** de cada año, y es habitual encontrarlas en muchos Súper o Tiendas de Verduras y Frutas (el Mercado Tradicional es la opción ideal), por un **precio medio de 1€/Kg**, en el **resto del año** puedes adquirir **latas de Tomate Entero** (ojo, revisa que no lleve aditivos a azúcares, a los cuales son muy aficionados muchos Súper) por -1€/Kg.

◈ El **Agua de Azahar**, es habitual utilizarlo en la Gastronomía Árabe, para dar un olor diferenciado, pudiéndola adquirir en diversos Súper (Mercadona, Carrefour, EL Corte Inglés) o en Tiendas árabes por unos 2€.

◈ Revisa los **capítulos anteriores**, si tienes dudas sobre el **AVOE** (Aceite de Oliva Vírgen Extra), las **especias o hierbas aromáticas**, y donde adquirirlas.

# Capítulo 6. LUNES BERENJENEROS.

## 6.3 **POPOUTSAKIA O** BERENJENAS RELLENAS GRIEGAS

**4 pers. | Fácil | 1 €/pers. | Tiempo: 30 a 45 min.**

⇨ **Descubriendo:**

Grecia, un país gran amante de las Berenjenas, con múltiples variantes del mismo plato, nos inspira para preparar una de las más sanas y rápidas comidas.

La Berenjena, es un alimento con **bajo nivel de calorías**, pero con un gran efecto saciante si se combina adecuadamente con diversas especias, aportando tan sólo un 10% de carbohidratos y una amplia variedad de **minerales y vitaminas**, por lo cual es adecuado para llevar una dieta sana y equilibrada que **impedirá que engordemos**.

⇨ **Utensilios:**

-   Cuchillo, Espátula de madera, cucharilla y tenedor.
-   Bol, platos o recipientes.
-    Una Olla Grande.
-   Sartén Grande.

⇨ **Ingredientes:**

-   2  Berenjenas grandes.
-   2 Tomates Frescos Maduros.
-   1 Cebolla.
-   1 Taza de Arroz Basmati o Integral cocido*. (Receta en Platos y Salsas Básicos).
-   100 gramos de Queso Fresco Burgos y/o Feta.
-   1 Yogurt Griego.

- 2 dientes de Ajo.
- AVOE.
- Sal Marina, Orégano, Pimienta Negra.
- Opc. Kefta y Hierbabuena.

⇨ **Lo Primero:**

- Encendemos la Radio con una **música alegre** de finde.
- Poner en **la encimera las hierbas aromáticas** y/o especias a utilizar, el **Queso fresco** y el Yogurt.
- **Lavar** la Verdura (Berenjenas y Tomate).
- Preparamos las **Ollas con agua** con una pizca de Sal y una cucharadita de AVOE.
- Preparar una **Sartén** con dos cucharas de **AVOE**.
- Preparar la tabla de Madera con el Cuchillo para cortar.

⇨ **Preparación rapideja:**

◈ Paso 1:

- Ponemos a **fuego lento la Olla** de Agua.
- Cortamos y **tiramos la punta verde** o rabejo de la Berenjena.
- Cortamos la Berenjena por la mitad, quedando con el mismo tamaño.
- **Ojo**! se deja con la piel negra al cortarla.
- Echamos la **Berenjena cortada a la Olla** de Agua, poniéndola a fuego medio.
- En **10 minutos** estará cuasi blanda o al dente, es el momento de apartarla, retira la carne (lo blanco) con delicadeza con una cucharilla.
- **Reservamos** en un bol la **carne de la berenjena** y en un plato las **cuatro pieles negras**.
- En los **10 minutos de espera**, vamos preparando:

◈ Paso 2:

- Ponemos a **fuego fuerte la segunda Olla** de Agua.
- **Echamos los 2 Tomates** Frescos maduritos.

- **Pelamos** cuatro dientes **de ajo, cortándolos** en cuadraditos minúsculos y reservamos.
- **Pelamos** la cebolla, **cortándolos** en cuadraditos pequeños y reservamos.
- **Pasados cinco minutos**, sacamos los tomates, que ya tendrán la piel blanda.
- Quitamos (y tiramos) la **piel a cada tomate** y lo reservamos en un bol o plato, **machándolo** con poquito con un tenedor.
- Ya tenemos todos los ingredientes preparados, y ahora a **prepara la mezclita o relleno.**

◈ Paso 4

- Ponemos la **Sartén Grande en el fuego**, bajito, hasta que esté caliente el AVOE.
- **Añadimos el Ajo,** y cuando empiecen a **dorarse,** añadimos los **2 Tomates,** la **carne de la berenjena** (con el caldito que ha desprendido en el plato o bol), **removiéndolo dos o tres minutos.**
- Echamos la **Sal** (1/2 cucharadita rasa aprox.), la **Pimienta Negra** (1/2 cucharadita aprox.), el **Orégano** (1 cucharadita rasa aprox.), y la **Kefta** (1 cucharadita rasa aprox.), hasta hallar el sabor y aroma que más os guste.
- **Añadimos** el arroz cocido **Basmati, removiéndolo** un minuto extra, y a continuación el **Queso** y apagamos el fuego.

◈ Paso 5

- Encendemos el **Horno a unos 180 grados** y...
- En un **bol** ponemos la **masa o mezcla sartenera,** añadimos el **Yogurt griego,** mezclándolo todo.
- **Comprobamos el sabor,** y en su caso, **añadimos un extra** de Sal, Pimienta, Orégano y la Kefta (que es uno de los grandes secretos de esta receta si queremos darle ese toque mágico chef eril).
- **Rellenamos las pieles negras** de las cuatro partes de la berenjena, **con la mezcla** o masa, quedando a ras del borde.

- Ponemos las Berenjenas Rellenas en el Horno, sobre una bandeja de hierro o papel de hornear, durante 30 minutos aproximadamente.
- Y nos vamos media horita a pasear o a whatsappear o a jugar con nuestros niños o a leer un rato, etc.

◈ Paso 6

- Ya está listo, ya sólo es **presentarlo en un plato** que podemos adornar con unas **hojas de hierbabuena** fresca y queso feta.
- Podemos **acompañarlo** con un **vaso de agua** grandote, y como Guarnición Arroz Pilav (otra receteja que podéis preparar en casa fácilmente).

⇨ **Aclaraciones:**

◈ Puedes **preparar una cantidad mayor de berenjenas rellenas** y **guardarlas** para esos días que andamos escasos de tiempo, tanto en la nevera (para comerlas en un par de días) como en el congelador (para comerlas en un par de semanas).

◈ Previamente, una **gran ensalada variada** con mínimo cinco ingredientes, más **un postre** (frutas), es una cena ideal, que nos saciará completamente, y **evitará que engordemos**, y si decidimos dar un **paseo** después de esta cenaja, **adelgazaremos mucho más** que todas esas dietas milagros, alimentos light o el trote del Gimnasio.

⇨ **Carrito Compra:**

◈ Las **Berenjenas**, es un producto de temporada de **septiembre a mayo** de cada año, y es habitual encontrarlas en muchos Súper o Tiendas de Verduras y Frutas (el Mercado Tradicional es la opción ideal), por un **precio medio de 1€/Kg.**

◈ El **Tomate**, es un producto de temporada de **octubre a junio** de cada año, y es habitual encontrarlas en muchos Súper o Tiendas de Verduras y Frutas (el Mercado Tradicional es la opción ideal), por un precio medio de 1€/Kg, en el **resto del año**, puedes adquirir **latas de Tomate Entero** (Ojo! revisa que no lleve aditivos ó azúcares, a los cuales son muy aficionados muchos Súper) por -1€/Kg.

◈ El **Queso fresco de Burgos**, típico español y supersanejo, pero debe poner QUESO DE BURGOS, sino te venderán cualquier cosa de dudosa calidad pero con unas imágenes muy bonitas en la tapa, lo encontrarás en **cualquier Súper**, ½ kg. por menos de 2€.

◈ El **Kefta o Kofta**, es un condimento de diferentes especias, típico de los Balcanes y Países Árabes para resaltar diversas carnes picadas que puedes encontrar en la Sección Árabe del Carrefour y/o Tiendas Árabes por menos de 2€.

◈ Revisa los **capítulos anteriores,** si tienes dudas sobre el **AVOE** (Aceite de Oliva Vírgen Extra), las **especias o hierbas aromáticas**, y sin olvidar el **Kefta** para saber donde adquirirlas.

# Capítulo 6. LUNES BERENJENEROS.

## 6.4 MOUSSAKA O LASAÑA DE BERENJENAS

**4 pers. | Medio | -2 €/pers. | Tiempo: 60 min.**

⇨ **Descubriendo:**

Esas **Pseudo Lasañas del Súper**, con **miles de calorías**, con "aceite vegetal" y **almidón de patata**, una docena de tipos de **azúcares añadidos**, es un ENGORDAKILOS total, pero como buenos amantes de las lasañas (por lo menos el que escribe, jejeje), merece la pena dedicar una hora un finde para prepararlo y saborearlo entre semana cuando el tiempo escasea.

Esta **recetaja vuelve a los orígenes**, ya que la **bechamel es un invento modernajo**, aunque ahora nos vendan la "receta tradicional" con ese inventito, es preferible la que hacían **nuestros antepasados**, era **más sana y rápida de preparar**, jejeje.

La Berenjena, es un alimento con **bajo nivel de calorías**, pero con un gran efecto saciante si se combina adecuadamente con diversas especias aportando tan sólo un 10% de carbohidratos y una amplia variedad de **minerales y vitaminas**, por lo cual es adecuado para llevar una dieta sana y equilibrada que **impedirá que engordemos**.

⇨ **Utensilios:**

- Cuchillo, Espátula de madera, cucharilla y tenedor.
- Bol, platos o recipientes y fuente para hornear.
- Una Olla Grande.
- Sartén Grande.

⇨ **Ingredientes:**

- 2 de Berenjenas grandotas.
- ½ kg Carne Picada (compra carne entera y dile al carnicero que la pique, la del Súper ya "preparadas", traen grasas engordakilos, azúcares, aditivos y otras cosas rarejas).
- 1/4 Kg. Salsa Tomate Casero. (Receta en Platos y Salsas Básicos).

- 1 Cebolla.
- 1 Pimiento Rojo pequeño.
- 1 Yogurt Natural y/o Griego.
- 100 gramos Queso Fresco Burgos y/o Feta.
- 1 o 2 Huevos.
- 2 dientes de Ajo.
- AVOE.
- Sal Marina, Pimienta Negra, Orégano, Tomillo y Romero.
- Opc. Hierbabuena y Vino Blanco.

⇨ **Lo Primero:**

- Encendemos la Radio con una **música alegre** de finde.
- Poner en **la encimera las hierbas aromáticas** y/o especias a utilizar, **queso y yogurt**, etc.
- **Lavar** la Verdura.
- Preparar una **Sartén** con dos cucharas de **AVOE.**
- Preparar la tabla de Madera con el Cuchillo para cortar.

⇨ **Preparación rapideja:**

◈ Paso 1:

- Cortamos y **tiramos la punta verde** o rabejo de la Berenjena.
- **Cortamos** la Berenjena **en tiras**, de un grosor o **gordura de 1cm**, a lo largo.
- Las ponemos en un plato, espolvoreándolas **con sal.**
- Encendemos el **Horno a 200 grados.**
- **Las dejamos reposar unos cinco minutos,** y nos penemos con el **segundo paso.**

◈ Paso 2:

- **Pelamos** cuatro dientes **de ajo, cortándolos** en cuadraditos minúsculos y reservamos.
- **Pelamos** la **Cebolla, cortándolos** en cuadraditos pequeños y reservamos.
- **Cortamos** el **Pimiento Rojo** en cuadraditos pequeños y reservamos.
- **Ya casi pasaron estos cinco minutejos,** y nos penemos con el **tercer paso.**

◈ Paso 3:

- Regresamos, y **secamos** las berenjenas **con un papel**, las colocamos en la **Bandeja del Horno, rociándolas con AVOE.**
- **Ojo,** se deja con la piel negra al cortarla, le dará un sabor exquisito.
- Las dejamos **15/25 minutos en el Horno,** y ese **tiempo de espera,** nos penemos con el **cuarto paso.**

◈ Paso 4:

- Ponemos la **Sartén Grande en el fuego,** bajito, hasta que esté caliente el AVOE.
- **Añadimos el Ajo,** y cuando empiecen a **dorarse,** añadimos la **cebolla picada** y un minutos después el **pimiento rojo,** y por fin la **Carne Picada.**
- Vamos **removiéndolo todo** unos **5 minutos,** echamos a continuación la **Sal** (1/2 cucharadita rasa aprox.), la **Pimienta Negra** (1/2 cucharadita aprox), el **Orégano** (1/2 cucharadita rasa aprox.), y el **Tomillo y Romero** (1/4 cucharadita rasa aprox.), hasta hallar el sabor y aroma que más os guste.
- 1 minuto después **añadimos la Salsa de Tomate** casera, y opcional echar ¼ vaso de vino blanco.
- Vamos **removiéndolo a fuego lento** unos **5 minutos más.**
- **Comprobamos el sabor,** y en su caso, **añadimos un extra** de Sal, Pimienta, Orégano, Tomillo y Romero.
- **Apagamos el fuego** y reservamos.

◈ Paso 5:

- **Revisamos** como van las **Berenjenas en el Horno,** ya que deben estar doradas por el exterior y blandita la carne o lo blanco, si es necesario sacarlo ya del Hornejo.
- En el Bol **añadimos y batimos el Huevo,** el **Yogurt** y 100 gramos de **queso desmenuzado,** mezclando bien todo.
- **Y ahora al paso seis.**

◈ Paso 6:

- En una **Fuente de Cristal para Hornear,** ponemos UNA CAPA de **Berenjenas,** OTRA CAPA del **relleno o mezcla,** espolvoreamos con **Queso Fresco Burgos o Feta,** y **Repetimos,** ponemos UNA CAPA de

Berenjenas, OTRA CAPA del relleno o mezcla, **terminando con UNA CAPA DE BERENJENAS.**
- Ponemos por encima la mezcla de huevo, yogur y feta espolvoreamos con **Queso Fresco Burgos o Feta.**
- Y al horno a 180º durante una hora apróximadamente.

◆ Paso 7:

- Pues eso, tenemos una **hora para hacer lo que nos apetezca**, lo normal es que la **dedique a preparar algunos de los Platos Básicos o Salsas Básicas**, ya sea Arroz (en la Olla Arrocera), un par de kilos de Salsa de Tomate Casero, que puedo guardar en el congelador un par de semanas, para ir utilizándolo entre semana.

- Ya paso la horita, estando listo, ya sólo es **presentarlo en la misma bandeja de cristal,** que podemos adornar con unas **hojas de hierbabuena** fresca, y como nos sobrará, irá a la nevera para volver a comerlo en un par de días.

⇨ **Aclaraciones:**

◆ Puedes **preparar una cantidad mayor de berenjenas rellenas** y **guardarlas,** para esos días que andamos escasos de tiempo, tanto en la nevera (para comerlas en un par de días) como en el congelador (para comerlas en un par de semanas).

◆ Previamente, una **gran ensalada variada** con mínimo cinco ingredientes, más **un postre** (frutas), es una cena ideal, que nos saciará completamente, y **evitará que engordemos** y si decidimos dar **un paseo** después de esta cenaja, **adelgazaremos mucho más** que todas esas dietas milagros, alimentos light o el trote del Gimnasio.

⇨ **Carrito Compra:**

◆ Las **Berenjenas,** es un producto de temporada, de **septiembre a mayo** de cada año, y es habitual encontrarlas en muchos Súper o Tiendas de Verduras y Frutas (el Mercado Tradicional es la opción ideal), por un **precio medio de 1€/Kg.**

◆ El **Tomate,** es un producto de temporada, de **octubre a junio** de cada año, y es habitual encontrarlas en muchos Súper o Tiendas de Verduras y

Frutas (el Mercado Tradicional es la opción ideal), por un **precio medio de 1€/Kg**, en el **resto del año**, puedes adquirir **latas de Tomate Entero** (ojo, revisa que no lleve aditivos y azúcares, los cuales son muy aficionados muchos Súper) por -1€/Kg.

◈ El **Queso fresco de Burgos**, típico español y supersanejo, pero debe poner QUESO DE BURGOS, sino te venderán cualquier cosas de dudosa calidad pero con unas imágenes muy bonitas en la tapa, lo encontrarás en **cualquier Súper**, ½ kg por menos de 2€, con resto al **Queso Feta**, el de vaca lo puedes encontrar en cualquier Súper por unos 2€, y el AUTÉNTICO de Oveja y Cabras, en el Carrefour a veces, y en El Corte Inglés por unos 3€.

◈ Revisa los **capítulos anteriores,** si tienes dudas sobre el **AVOE** (Aceite de Oliva Vírgen Extra), las **especias o hierbas aromáticas**.

# Capítulo 6. LUNES BERENJENEROS.

## 6.5 SALTADO DE GARBANZOS CON ESPINACAS

**4 pers. | Fácil | -1 €/pers. | Tiempo: 30 min.**

⇨ **Descubriendo:**

La **Garbanzos**, ingrediente **estrella en la cocina Mediterránea** tradicional, en peligro de extinción, un **arma de destrucción masiva de esos kilos que nos sobran,** con **tantas proteínas como esa Quínoa** de moda, que venden a precio de oro, nos aporta **ingentes cantidades de minerales** y de regalo, nos da un buen colocan de vitaminas.

Cocinarlos y comerlos un par de veces en semana, aparte de ser súper baratos, nos hará ser más fuertes, sanos y delgados.

⇨ **Utensilios:**

- Cuchillo, Espátula de madera, cucharilla y tenedor.
- Bol, platos o recipientes y fuente de barro para hornear.
- Dos Ollas Grande.
- Sartén Grande.

⇨ **Ingredientes:**

- 200 gramos de espinacas frescas picadas
- 200 gramos de garbanzos
- 500 patatas nuevas o de temporada con su piel
- 1 Cebolleta o en su defecto Cebolla pequeña.
- 4 dientes de Ajo.
- AVOE.
- Sal Marina, Pimentón de la Vera y Pimienta Negra.

⇨ **Lo Primero:**

- Encendemos la Radio con una **música alegre** de finde.

- Poner en **la encimera las hierbas aromáticas** y/o especias a utilizar, **queso,** etc.
- **Lavar** la Verdura.
- Preparar dos **Ollas grandotas** con una cuchara de **AVOE** y dos cucharadita de **Sal.**
- Preparar una **Sartén** grandota con cuatro cucharas de **AVOE.**
- Preparar la tabla de Madera con el Cuchillo para cortar.

⇨ **Preparación rapideja:**

◈ Paso 1:

- Ponemos una Olla a fuego medio y...
- Echamos las patatas (sin quitarle la piel, sino se convertirán en carbohidratos malos malísimos).
- Esperamos de 15 a 20 minutos a que se cuezan, y la mejor manera de saber es clavar un tenedor, si entra causi blandito, están listas! si están blanduchas como la mantequilla, te pasaste un pelín.
- Y nos penemos con el **segundo paso.**

◈ Paso 2:

- Ponemos una Olla a fuego lento y...
- **Picamos en cuadros alargados, 2cm por 3cm (si nos sale más grande, no hay problema)** y...
- Echamos las espinacas a la Olla, subiéndolo a fuego medio.
- Esperamos 15 minutos a que se cuezan, que será cuando se hayan quedado a su mitad de tamaño, y si tienes dudas, para algo están los dientes, jejeje.
- Y nos penemos con el **tercer paso.**

◈ Paso 3:

- Nos queda libre unos minutejos, con los cuales podemos...
- Prepararnos esa **macro ensalada** de un mínimo de **cinco ingredientes** ó...
- Echamos un vistazo rápido al Facebook o contestamos el whatsapp de cualquiera de los múltiples mensajes que tenemos a la espera, jejeje.
- Y nos penemos con el **cuarto paso.**

◈ Paso 4:

- **Pelamos** cuatro dientes **de ajo, cortándolos** en cuadraditos minúsculos y reservamos.
- **Ponemos** a fuego medio **la Sartén** grandota con el AVOE.
- **Echamos los ajos picados,** removiéndolos hasta que empiecen a **dorarse.**
- **Echamos ½ pimentón de la vera.**
- **Echamos los 200 gramos de garbanzos cocidos.**
- Y vamos removiéndolos hasta que empiecen a **dorarse,** añadiéndole una pizca de **sal.**
- Bajamos el **fuego al mínimo.**
- **Y** nos penemos con el **quinto paso.**

◈ Paso 5:

- Retiramos del fuego la Olla con las espinacas.
- Con una espumadera vamos **echando poco a poco** las **espinacas a la Sartén Garbancera,** removiéndolos.
- **Apartamos un par de minutos** la Sartenaza del fuego.
- Y pasamos al **sexto paso.**

◈ Paso 6:

- **Apagamos** la Olla de las **patatas** y…
- Secamos las patatas, **quitándole la piel** y…
- **Cortándolas en cuadrados** de 3cm por 3cm.
- **Y echándolas** en la Sartén Garbancera.

◈ Paso 7:

- Ponemos otra vez  la **Sartén Grande a medio fuego** y vamos removiéndolo.
- **Durante esos cinco minutos de remover…**
- **Echamos a continuación la Sal** (1 cucharadita  aprox.), la **Pimienta Negra** (1/2 cucharadita aprox.).
- **Comprobamos el sabor,** y en su caso, **añadimos un extra** de Sal, Pimienta o Pimentón de la Vera.
- **Apagamos el fuego** y listo! a comerrr…

◈ CHEFeriando:

- Puedes adornar con unas pasas de Corinto (ojo! tienen muchas calorías), también hay quién le echa un pelín de caldo de pollo natural, pero a mí me parece un sacrilegio gastronómico.

⇨ **Aclaraciones:**

◈ Además de ser un plato rapidejo, se puede neverear o congelar sin problemas, como reserva para esos días sin tiempo o que estamos en plan vaguitis total (somos humanos, jejeje).

◈ La Receta de los Garbanzos Cocidos, la encontrarás en Salsas y Cosas Básicas.

◈ Y **lo último pero lo más importante**, las PATATAS, siempre hay que limitar su consumo por su **tendencia convertirse en carbohidratos rápidos o ENGORDAKILOS**, la única manera de tratar de evitar que esto suceda, es **COCIÉNDOLAS con su PIEL** (olvídate de los fritos, asadas o cocidas sin piel), y sobre todo siendo muy moderados en su consumo.

◈ Y **repetimos, una alternativa** saludable a las patatas, es la **YUCA y la Batata**, siempre **COCIÉNDOLAS con su PIEL**, aunque son carejas tipo **Millonetis**, eso sí... repito, limitando su consumo, y nada de fritosss.

⇨ **Carrito Compra:**

◈ Las **Espinacas** es un producto de temporada, de **Octubre a marzo** de cada año, y es habitual encontrarlas en muchos Súper o Tiendas de Verduras y Frutas (el Mercado Tradicional es la opción ideal), por un **precio medio de 1€/Kg**.

◈De las **patatas mejor ni hablar**, NO LA recomiendo tener en casa (mejor evitar la tentación), la que tiene **MENOS CARBOHIDRATOS** es la **Patata Nueva o de Temporada**, de abril a mayo, cuyo precio no llega 1€kg.

Una **maravilla gastronómica patatil**, baja en carbohidratos y con **niveles altos de vitaminas y minerales**, es la **Patata Negra de los Andes o Vitelotte**, que puedes conseguir en El Corte Inglés y en Ofertas periódicas en Aldi/Lidl por unos 3€ el kilo.

◈ De **los garbanzos**, alto en **sanísimas proteínas** con muchísimas **vitaminas y minerales**, de gran efecto **saciante** como todas las legumbres, si comiéramos más legumbres y menos alimentos procesados, el problema de esos kilos de más, no existiría.

Ojo! muchas marcas de **bote de garbanzos cocidos** llevan **azúcares y aditivos extras** ENGORDAKILOS, mejor es que los **compres crudos y cocerlos en casa**, o conviértete en un Sherlock Holmes, **y revisa las etiquetas.**

◈ Revisa los **capítulos anteriores,** si tienes dudas sobre el **AVOE** (Aceite de Oliva Vírgen Extra), las **especias o hierbas aromáticas.**

# Capítulo 7. MARTES DE PESCAÍTO.

# Capítulo 7. MARTES DE PESCAÍTO.

## 7.1 INTRODUCCIÓN

Los Martes, añadir un **extra de Omega 3 y de proteínas**, pero a la vez que sean bajos en calorías. Una excelente opción **es el pescado**, pero tendremos que utilizar pescado congelado (que hemos guardado en la compra pescadil del fin de semana), si estamos trabajando, como muchos españoles.

⇨ El **Pescado Azul**, con un 300% más de grasas saludables que cualquier otro pescado, es la opción ideal, entre ellos podemos consumir la **Caballa o el Jurel**, o en su defecto (más grande es el pescado, más riesgo de altos niveles de mercurio), **Atún Fresco o Pez Espada**.

La **Trucha**, o su versión millonetis, el **Salmón**, al ser **de piscifactoría**, tiene menos niveles de grasas saludables, y por ende de Omega 3, pero también es otra alternativa para ampliar la variedad recetil.

Aunque no debemos descartar consumir un par de veces al mes el pescado blanco como la **Merluza o el Abadejo**.

⊛ Lo de siempre, **empezar** por una **gigantesca ensalada** y **terminar** la comida con **frutas o lácteos frescos**, son **requisitos básicos** para adelgazar.

## 7.2 CABALLA AL HORNO

**4 pers. | Fácil | +1 €/pers. | Tiempo: 45 min.**

⇨ **Descubriendo:**

Las **Caballa,** un **pescado azul** auténtico, del Mar, tamaño pequeño y a un precio económico (2€ a 4€ Kg), gana por goleada a otros pescados modiles (dorada o lubina) por saludable y precio.

⇨ **Utensilios:**

- Cuchillo, Tijeras, Espátula de madera, cucharilla y tenedor.
- Bol, platos o recipientes.
- Una Olla.
- Fuente de Barro para hornear.

⇨ **Ingredientes:**

- 4 Caballas.
- 1 Cebolla Blanca.
- 1 Tomate grandote.
- 1 Yuca (1/2 kg).
- 1 Limón.
- 2 dientes Ajo.
- 4 a 6 cucharadas de AVOE.
- Sal Marina, Pimienta Negra y/o Blanca, Pimentón de la Vera.

⇨ **Lo Primero:**

- Encendemos la Radio con una **música alegre** de finde.
- Poner en **la encimera las hierbas aromáticas** y/o especias a utilizar, etc.

- Preparar una **Olla** grandota con dos cucharas de **AVOE** y una pizca de Sal.
- Preparar una **Fuente** de Barro para **Hornear** con dos cucharas de **AVOE** y una cucharadita de **Sal, bien repartida por toda la fuente.**

⇨ **Preparación rapideja:**

◈ Paso 1:

- **Limpiar la Caballa,** eso no es un ningún problema, en el Súper o Pescadería, simplemente **diciendo, "quítame las tripas",** te lo hacen de manera gratuita.
- Si las compramos en el Mercado tradicional, que cuestan más baratas, quizás **no incluyan el limpiarlas,** por lo cual **aprenderemos a hacerlo** a continuación:
- Hacemos **un corte** (con cuchillo o tijeras) **debajo de la cabeza** por la zona de la barriguita, y continuamos hasta cerca de la cola.
- Metemos **los dedos** (si somos escrupulosos como mi amiga Berni, puedes utilizar guantes de plástico, jejeje), desde la **parte superior** de la cabeza, y vamos **arrastrándolo todo,** hasta el final.
- Y **sacamos todo** lo arrastrado, **tirándolo.**
- **Limpiamos bien con agua** la caballa.
- **Opcional,** aunque perderás parte del sabor al cocinarlas, es cortar la cola y la cabeza, con un cuchillo.
- Y nos ponemos con el **segundo paso.**

◈ Paso 2:

- Ponemos al **Fuego,** la **Olla.**
- **Echamos el tomate** a la olla, unos cinco minutos.
- Pelamos **la Yuca** cortando en **rodajas finas** (de 1cm), y reservamos.
- **Cortamos la Cebolla** en rodajas finas, y reservamos.
- **Cortamos los ajos** en tiritas pequeñas finas enanas, y reservamos.
- **Cortamos medio limón** en rodajas superfinas.
- Sacamos el **Tomate de la Olla,** le quitamos la piel, y **lo cortamos en trozos** cuadrados normalitos (3cm) y reservamos.
- Y nos ponemos con el **tercer paso.**

◈ Paso 3:

- **Echamos la Yuca cortada** en rodajas finas a la Olla, unos cinco minutos.

- Ponemos el **Horno a 200 grados**, con temperatura por arriba y abajo.
- **Preparamos la Fuente** para Hornear, asegurándonos que el **aceite se halla extendido** por toda ella, y que estén **bien repartida la Sal**.
- **Y** nos ponemos con el **cuarto paso.**

◈ Paso 4:

- **Encima** de la **Fuente de Barro** Hornera, vamos poniendo **una capa de rodajas de yuca** (que vamos sacando con una espátula de la Olla).
- Encima de la Yuca, **las rodajas finas de Cebolla** y los **trozos de Tomate**, sin olvidar el ajo.
-  Por fin **ponemos las Caballas,** dentro de las cuales si son grandes, unas **rodajitas de limón.**
- Echamos una **cucharadita de sal, media cucharadita de pimienta** y/o pimentón de la vera y el **zumo de medio limón.**
- Y un **buen chorreón** (de 4 a 6 cucharadas) de **AVOE.**
- **Y** nos ponemos con el **quinto paso.**

◈ Paso 5:

- **Colocamos la Fuente** de Barro **en el Horno,** bajándolo a unos 180 grados**.**
- Nos damos un paseo **de unos 10 a 15 minutos** (si son pequeñas un poquito menos, y las grandazas un poco más), **para descansar del estrés lunil.**
- Pasado este merecido descanso, **damos la vuelta a las caballas en el Horno** (con cuidado de no romperlas, y no quemarnos), **con ayuda de un trapo húmedo y un par de espátulas.**
- Nos quedan otros **10 a 15 minutos** (si son pequeñas un poquito menos, y las grandazas un poco más), **durante ese tiempo, preparamos** una Macro Ensalada de un mínimo **de cinco ingredientes** (tomate, lechuga, pepino, zanahoria, cebolla, aceitunas, queso fresco, etc.).
- **Y** nos ponemos con el **sexto paso.**

◈ Paso 6:

- Comprobamos que las caballas **estén un pelín quemadas por arriba.**
- **Retiramos** la fuente del horno **sin quemarnos** (un trapo húmedo es un buen remedio casero) .
- Y listo! ya están preparadas para **emplatar**, o si lo prefieres, puedes presentarlas en la **misma Fuente Hornera,** eso sí.

- **Decorándolas** con un poco de **perejil picado** y un **chorreón de AVOE**, si eres muy aceitero, o si se te quemaron en demasía.
- A comerrr con un buen trozo de pan integral auténtico.

◈ CHEFeriando:

- **Quitarles las espinas**, además de la cabeza y cola, colocándolo en un plato bonito, es el truco cheferil para poder cobrar en los restaurantes, cinco o seis euros, por una **caballa que no llega a 1 euro por unidad**, jejeje.

⇨ **Aclaraciones:**

◈ La **Yuca**, pariente lejana de la patata, es rica en nutrientes, pero **baja en carbohidratos**, es una alternativa perfecta, para sustituir esa manía patatil engordakilos, pero recuerda, **es obligatoria cocerla**, sino tendrás problemas con tu estómago.

◈ Si tienes las **caballas en el congelador**, antes de salir de casa por la mañana, ponlas en la nevera, para que se **descongelen de manera natural**.

◈ Previamente, una **gran ensalada variada** con mínimo cinco ingredientes, más **un postre** (frutas), es una cena ideal que nos saciará completamente y **evitará que engordemos**, y si decidimos dar **un paseo** después de esta comidaza, **adelgazaremos mucho más** que todas esas dietas milagros, alimentos light o el trote del Gimnasio.

⇨ **Carrito Compra:**

◈ Las **Caballas**, si hay **muchas, suelen ser frescas**, porque se han pescado una gran cantidad esa noche pasada, siendo su precio bastante bajo, de 2€ a 4€ el kg.

◈ La **Yuca**, la puedes comprar en cualquier Súper o Frutería por unos 2€ el Kg.

◈ Revisa los **capítulos anteriores**, si tienes dudas sobre el **AVOE** (Aceite de Oliva Vírgen Extra), las **especias o hierbas aromáticas**.

# Capítulo 7. MARTES DE PESCAÍTO.

## 7.3 JUREL AL HORNO

**4 pers. | Fácil | +1 €/pers. | Tiempo: 30 min.**

⇨ **Descubriendo:**

El Jurel, un **pescado azul** auténtico tamaño pequeño a un precio económico (2€ a 4€ Kg.), gana por goleada a otros pescados modiles (dorada o lubina) por saludable y por su precio.

Este pescado económico y **saludable**, fue plato **imprescindible en la dieta mediterránea durante siglos**, pero con la comoditis actual (tiene espinas), su consumo es cada vez menor, y de regalo, los niveles de obesidad mayor.

⇨ **Utensilios:**

- Cuchillo, Tijeras, Espátula de madera, cucharilla y tenedor.
- Bol, platos o recipientes.
- Una Olla.
- Fuente de Barro para hornear.

⇨ **Ingredientes:**

- 4 Jureles.
- 1 Cebolla Blanca.
- 1 Yuca (1/2 kg).
- 1 Pimiento Verde Italiano.
- 1 Tomate Grandote.
- ½ Limón.
- 100cc. de Vino Blanco.
- 2 dientes Ajo.
- 4 a 6 cucharadas de AVOE.
- Sal Marina, Pimienta Negra y/o Blanca, Pimentón de la Vera, Perejil.

⇨ **Lo Primero:**

- Encendemos la Radio con una **música alegre** de finde.
- Poner en **la encimera las hierbas aromáticas** y/o especias a utilizar, etc.
- Preparar una **Olla** grandota con dos cucharas de **AVOE** y una pizca de Sal.
- Preparar una **Fuente** de Barro para **Hornear,** con dos cucharas de **AVOE** y una cucharadita de **Sal, bien repartida por toda la fuente.**

⇨ **Preparación rapideja:**

◈ Paso 1:

- **Limpiar el Jurel,** eso no es un ningún problema en el Súper o Pescadería, simplemente **diciendo, "quítame las tripas",** te lo hacen de manera gratuita.
- Si las compramos en el Mercado tradicional, que cuestan más baratas, quizás **no incluyan el limpiarlas,** por lo cual **aprenderemos a hacerlo** a continuación:
- Hacemos **un corte** (con cuchillo o tijeras) **debajo de la cabeza** por la zona de la barriguita, y continuamos hasta cerca de la cola.
- Metemos **los dedos** (si somos escrupulosos como mi amiga Berni, puedes utilizar guantes de plástico, jejeje), desde la **parte superior** de la cabeza, y vamos **arrastrándolo todo,** hasta el final.
- Y **sacamos todo** lo arrastrado, **tirándolo.**
- **Limpiamos bien con agua** los Jureles.
- **Opcional,** aunque perderás parte del sabor al cocinarlas, es cortar la cola y la cabeza, con un cuchillo.
- Y nos ponemos con el **segundo paso.**

◈ Paso 2:

- Ponemos al **Fuego,** la **Olla.**
- **Echamos el tomate** a la olla, unos cinco minutos.
- Pelamos **la Yuca,** cortando en **rodajas finas** (de 1cm.), y reservamos.
- Cortamos **la Cebolla** en rodajas finas, y reservamos.
- Cortamos **el Pimiento** en tiras alargadas tipo juliana, y reservamos.
- **Cortamos los ajos** en tiritas pequeñas finas enanas, y reservamos.
- Sacamos el **Tomate de la Olla,** le quitamos la piel, y **lo cortamos en trozos** cuadrados normalitos (3cm) y reservamos.

- Y nos ponemos con el **tercer paso.**

◈ Paso 3:

- **Echamos la Yuca cortada** en rodajas finas a la Olla, unos cinco minutos.
- Ponemos el **Horno a 200 grados**, con temperatura por arriba y abajo.
- **Preparamos la Fuente** para Hornear, asegurándonos que el **aceite se halla extendido** por toda ella, y que estén **bien repartida la Sal.**
- **Echamos y entendemos de Sal** (1 cucharadita), la Pimienta Negra (1/2 cucharadita) y otra de **AVOE** (2 cucharadas), por **todos los Jureles** con la mano  (es lo más eficaz, ya sabéis, si sois como Berni, guantes de plástico).
- Y nos ponemos con el **cuarto paso.**


◈ Paso 4:

- **Encima** de la **Fuente de Barro** Hornera, vamos poniendo **una capa de de rodajas de yuca** (que vamos sacando con una espátula de la Olla).
- Encima de la Yuca, **las rodajas finas de Cebolla** y los **trozos de Tomate**, y las **tiras alargadas de Pimiento Italiano**, sin olvidar el ajo.
-  Por fin **ponemos los Jureles**, dentro de las cuales, si son grandes, unas **rodajitas de limón.**
- Echamos los **100cc.** de un buen **vino blanco.**
- Y un **buen chorreón** (de 4 a 6 cucharadas) de **AVOE.**
- Y nos ponemos con el **quinto paso.**

◈ Paso 5:

- **Colocamos la Fuente** de Barro **en el Horno,** bajándolo a unos 180 grados**.**
- Esperamos  unos **10 a 15 minutos** (si son pequeñas un poquito menos, y las grandazas un poco más), **y preparamos** una **Macro Ensalada** de un mínimo **de cinco ingredientes** (tomate, lechuga, pepino, zanahoria, cebolla, aceitunas, queso fresco, etc.).
- Pasados estos minutejos, **damos la vuelta a los Jureles en el Horno** (con cuidado de no romperlas, y no quemarnos)**, con ayuda de un trapo húmedo y un par de espátulas.**
- Y nos ponemos con el **sexto paso.**

◈ Paso 6:

- **Cinco minutos después** (si son pequeñas un poquito menos, y las grandazas un poco más), comprobamos que los Jureles **estén un pelín quemadas por arriba.**
- **Retiramos** la fuente del horno, **sin quemarnos** (un trapo húmedo es un buen remedio casero).
- Y listo! ya están preparadas para **emplatar,** o si lo prefieres, puedes presentarlas en la **misma Fuente Hornera.**
- **Puedes decorarlas** con un poco de **perejil picado** y un **chorreón de AVOE** si eres muy aceitero, o si se te quemaron en demasía.
- A comerrr con un buen trozo de **pan integral** auténtico.


◈ CHEFeriando:

- **Quitarles las espinas,** además de la cabeza y cola, colocándolo en un plato bonito, es el truco cheferil para poder cobrar en los restaurantes, cinco o seis euros, por un Jurel **que no llega a 1 euros por unidad,** jejeje.

⇨ **Aclaraciones:**

◈ La **Yuca,** pariente lejana de la patata, es rica en nutrientes, pero **baja en carbohidratos,** es una alternativa perfecta para sustituir esa manía patatil engordakilos, pero recuerda, **es obligatoria cocerla,** sino tendrás problemas con tu estómago.

◈ Si tienes los Jureles **en el congelador,** antes de salir de casa por la mañana, ponlas en la nevera para que se **descongelen de manera natural.**

◈ Previamente, una **gran ensalada variada** como mínimo con cinco ingredientes, más **un postre** (frutas), es una cena ideal, que nos saciará completamente, y **evitará que engordemos,** y si decidimos dar **un paseo** después de esta comidaza, **adelgazaremos mucho más** que todas esas dietas milagros, alimentos light o el trote del Gimnasio.

⇨ **Carrito Compra:**

◈ Los **Jureles,** si hay **muchas, suelen ser frescos**, porque se han pescado una gran cantidad esa noche pasada, siendo su precio bastante bajo, de 2€ a 4€ el kg.

◈ La **Yuca,** la puedes comprar en cualquier Súper o Frutería por unos 2€ el Kg.

◈ Revisa los **capítulos anteriores,** si tienes dudas sobre el **AVOE** (Aceite de Oliva Vírgen Extra), las **especias o hierbas aromáticas**.

# Capítulo 7. MARTES DE PESCAÍTO.

## 7.4 TRUCHA AL HORNO

**4 pers. | Fácil | 2 €/pers. | Tiempo: 30 min.**

⇨ **Descubriendo:**

La Trucha**,** un **pescado semiazul**, de piscifactoría (de río o salvaje, se ven menos que los billetes de mil euros, jejeje), a un precio carillo (5€ Kg), **gana por goleada a otros pescados modiles de piscifactoría** (dorada o lubina), por saludable y precio.

⇨ **Utensilios:**

-   Cuchillo, Tijeras, Espátula de madera, cucharilla y tenedor.
-   Bol, platos o recipientes.
-   Una Sartén.
-   Fuente de Barro para hornear.

⇨ **Ingredientes:**

-   4 Truchas.
-   2 Cebollas frescas o Cebolletas.
-   100cc. de Sidra.
-   2 dientes Ajo.
-   4 a 6 cucharadas de AVOE.
-   Sal Marina, Pimienta Negra y/o Blanca, Pimentón de la Vera, Perejil, Laurel.

⇨ **Lo Primero:**

-   Encendemos la Radio con una **música alegre** de finde.
-   Poner en **la encimera las hierbas aromáticas** y/o especias a utilizar, etc.
-   Preparar una **Sartén** con dos cucharas de **AVOE.**

- Preparar una **Fuente** de Barro para **Hornear,** con dos cucharas de **AVOE** y una cucharadita de **Sal, bien repartida por toda la fuente.**

⇨ **Preparación rapideja:**

◈ Paso 1:

- **Limpiar la Trucha,** eso no es un ningún problema, en el Súper o Pescadería, simplemente **diciendo: "quítame las tripas",** te lo hacen de manera gratuita.
- Si las compramos en el Mercado tradicional, aunque son más difíciles de encontrar en esos lugares, quizás **no incluyan el limpiarlas,** por lo cual **aprenderemos a hacerlo** a continuación:
- Hacemos **un corte** (con cuchillo o tijeras) **debajo de la cabeza** por la zona de la barriguita y continuamos hasta cerca de la cola.
- Metemos **los dedos** (si somos escrupulosos como mi amiga Berni, puedes utilizar guantes de plástico, jejeje), desde la **parte superior** de la cabeza, y vamos **arrastrándolo todo,** hasta el final.
- Y **sacamos todo** lo arrastrado, **tirándolo.**
- **Limpiamos bien con agua** las Truchas.
- Y nos ponemos con el **segundo paso.**

◈ Paso 2:

- Cortamos **la Cebolleta** en tiras finas alargadas, tipo juliana, y reservamos.
- **Cortamos los ajos** en tiritas pequeñas finas enanas, y reservamos.
- **Echamos la Sal** (1 cucharadita), la Pimienta Negra (1/2 cucharadita) y otra de **AVOE** (2 cucharadas), por **todos las Truchas** con la mano (es lo más eficáz, ya sabéis, si sois como Berni, guantes de plástico), y reservamos.
- Y nos ponemos con el **tercer paso.**

◈ Paso 3:

- Ponemos la **Sartén al fuego,** echando un minuto después la **cebolleta picada.**
- **Cuando empiecen a dorarse, echamos el ajo picado,** y un minuto después el Pimentón de la Vera (1/2 cucharadita), hasta que desprenda ese olor tan agradable, apagando el fuego, y reservando.
- Ponemos el **Horno a 200 grados,** con temperatura por arriba y abajo.
- **Y nos ponemos con el cuarto paso.**

◈ Paso 4:

- **Preparamos la Fuente** para Hornear, asegurándonos que el **aceite se halla extendido** por toda ella, y que esté **bien repartida la Sal.**
- **Ponemos las Truchas encima** de la **Fuente de Barro** Hornera.
- Añadimos la **cebolleta y el ajo doradito** por encima, junto con una **hojita de Laurel.**
- Añadimos los **100cc. de Sidra.**
- **Y Colocamos la Fuente** de Barro **en el Horno,** bajándolo a unos 180 grados**.**
- **Y** nos ponemos con el **quinto paso.**

◈ Paso 5:

- Esperamos **unos 10 a 15 minutos** (si son pequeñas un poquito menos, y las grandazas un poco más), **y preparamos** una **Macro Ensalada** de un mínimo **de cinco ingredientes** (tomate, lechuga, pepino, zanahoria, cebolla, aceitunas, queso fresco, etc.).
- Pasados estos minutejos, **damos la vuelta a las Truchas en el Horno** (con cuidado de no romperlas, y no quemarnos)**, con ayuda de un trapo húmedo y un par de espátulas.**
- **Y** nos ponemos con el **sexto paso.**

◈ Paso 6:

- **Cinco minutos después** (si son pequeñas un poquito menos, y las grandazas un poco más), comprobamos que las Truchas **estén un pelín quemadas por arriba.**
- **Retiramos** la fuente del horno **sin quemarnos** (un trapo húmedo es un buen remedio casero).
- Y listo! ya están preparadas para **emplatar,** o si lo prefieres, puedes presentarlas en la **misma Fuente Hornera.**
- **Decora** con un poco de **perejil picado,** y un **chorreón de AVOE** si eres muy aceitero, o si se te quemaron en demasía.
- A comerrr con un buen trozo de **pan integral** auténtico.

◈ CHEFeriando:

- Podemos acompañar de un **Bol de Arroz Basmati o Integral, decorado** con un poquito de hierbabuena.

⇨ **Aclaraciones:**

◈ Si tienes los Truchas **en el congelador**, antes de salir de casa por la mañana, ponlas en la nevera, para que se **descongelen de manera natural.**

◈ Previamente, una **gran ensalada variada** con mínimo cinco ingredientes, más **un postre** (frutas), es una cena ideal que nos saciará completamente, y **evitará que engordemos**, y si decidimos dar **un paseo** después de esta comidaza, **adelgazaremos mucho más** que todas esas dietas milagros, alimentos light o el trote del Gimnasio.

⇨ **Carrito Compra.**

◈ La **Trucha** Asalmonada**, es posiblemente, el mejor pescado de piscifactoría**, pudiéndolo comprar en numerosos Súper o Pescadería, eso sí, **nunca será igual** que un auténtico pescado de **Mar o Rio.**

◈ Revisa los **capítulos anteriores,** si tienes dudas sobre el **AVOE** (Aceite de Oliva Vírgen Extra), las **especias o hierbas aromáticas.**

# Capítulo 7. MARTES DE PESCAÍTO.

## 7.5 MERLUZA AL HORNO

**4 pers. | Fácil | 2 €/pers. | Tiempo: 30 min.**

⇨ **Descubriendo:**

La **Merluza,** un **pescado blanco**, aunque con bajos niveles de ácidos grasos saludables, **es recomendable su consumo,** teniendo alternativas como el **Abadejo, Lenguado, Bacalao**, etc., siempre fresco (o en su defecto congelado), al Horno, y NUNCA JAMÁS frito.

Recuerda, **comer una vez al mes, pescado blanco.**

⇨ **Utensilios:**

- Cuchillo, Tijeras, Espátula de madera, cucharilla y tenedor.
- Bol, platos o recipientes.
- Una Olla.
- Fuente de Barro para hornear.

⇨ **Ingredientes:**

- 4 Trozos o Filetes de Merluza o similar.
- 1 Cebolla Blanca.
- 1 Yuca (1/2 kg).
- ½ kg Tomate.
- 100cc. de Vino Blanco.
- 2 dientes de Ajo.
- 4 a 6 cucharadas de AVOE.
- Sal Marina, Pimienta Negra y/o Blanca, Pimentón de la Vera.
- Perejil, Tomillo, Laurel.

⇨ **Lo Primero:**

- Encendemos la Radio con una **música alegre** de finde.

- Poner en **la encimera las hierbas aromáticas** y/o especias a utilizar, etc.
- Preparar una **Olla** grandota con dos cucharas de **AVOE** y una pizca de Sal.
- Preparar una **Sartén** grandota con dos cucharas de **AVOE** y una pizca de Sal.
- Preparar una **Fuente** de Barro para **Hornear,** con dos cucharas de **AVOE** y una cucharadita de **Sal, bien repartida por toda la fuente.**

⇨ **Preparación rapideja:**

◈ Paso 1:

- **Limpiar la Merluza,** eso no es un ningún problema, en el Súper o Pescadería, simplemente **diciendo:** "porfa, **prepáramelos en filetes, con la piel".**
- Si las compramos en el Mercado tradicional, que cuestan más baratas, quizás **no incluyan el limpiarlas,** pero eso de quitarle las espinas sin que se destrocen es un arte, lo dejo para los valientes.
- Otra alternativa es comprarlo congelado, la diferencia de precio es pequeña, y como son pescados bajos en ácidos grasos saludables, la congelación poco influye en su calidad nutricional, otra cuestión es su calidad aromil.
- Y nos ponemos con el **segundo paso.**

◈ Paso 2:

- Ponemos al **Fuego,** la **Olla.**
- **Echamos el tomate** a la olla, unos cinco minutos.
- Pelamos **la Yuca,** cortando en **rodajas finas** (de 1cm.), y reservamos.
- Cortamos **la Cebolla** en tiras alargadas, tipo juliana, y reservamos.
- **Cortamos los ajos** en tiritas pequeñas finas enanas, y reservamos.
- Sacamos el **Tomate de la Olla,** le quitamos la piel, y **lo cortamos en trozos** cuadrados normalitos (3cm) y reservamos.
- **Echamos la Yuca cortada** en rodajas finas a la Olla, unos cinco minutos.
- Y nos ponemos con el **tercer paso.**

◈ Paso 3:

- Ponemos al **Fuego,** la **Sartén.**

- Echamos la cebolla a la sartén, y antes que empiece a dorarse, **el ajo picado,** y un minuto después, **el Pimentón de la Vera,** removiéndolo **un minuto,** y apagando el fuego a continuación, reservándolo.
- Y nos ponemos con el **cuarto paso.**

◈ Paso 4:

- Ponemos el **Horno a 200 grados,** con temperatura por arriba y abajo.
- **Preparamos la Fuente** para Hornear, asegurándonos que el **aceite se halla extendido** por toda ella, y que estén **bien repartida la Sal.**
- **Echamos la Sal** (1 cucharadita), la Pimienta Negra (1/2 cucharadita) y otra de **AVOE** (2 cucharadas), por **todos los trozos de Merluza** con la mano  (es lo más eficaz, ya sabéis, si sois como Berni, guantes de plástico).
- **Y** nos ponemos con el **quinto paso.**

◈ Paso 5:

- **Encima** de la **Fuente de Barro** Hornera, vamos poniendo **una capa de rodajas de yuca** (que vamos sacando con una espátula de la Olla).
- Ponemos **los Trozos de Merluza** con la piel por la parte de abajo.
- Encima de la Merluza,  **la Cebolla,** el **Tomate** y  el ajo que hemos dorado en la sartén, con los restillos de AVOE y la hoja de laurel.
- Echamos los **100cc.** de un buen **vino blanco,** una pizca (1/4 cucharadita) de **romero y tomillo.**
- Y nos ponemos con el **sexto paso.**

◈ Paso 6:

- **Colocamos la Fuente** de Barro **en el Horno,** bajándolo a unos 180 grados**.**
- Esperamos  **unos 10 minutos** (si son pequeñas un poquito menos, y las grandazas un poco más), **y preparamos** una **Macro Ensalada** de un mínimo **de cinco ingredientes** (tomate, lechuga, pepino, zanahoria, cebolla, aceitunas, queso fresco, etc.).
- Y nos ponemos con el **séptimo paso.**

◈ Paso 7:

- Pasados estos minutejos, comprobamos que los trozos de Merluzas **estén un pelín quemadas por arriba.**

- **Retiramos** la fuente del horno **sin quemarnos** (un trapo húmedo es un buen remedio casero).
- Y listo! ya están preparadas para **emplatar, y de paso, decorarlas** con un poco de **perejil picado,** y un **chorreón de AVOE,** si eres muy aceitero, o si se te quemaron en demasía.
- A comerrr con un buen trozo de **pan integral** auténtico.

◈ CHEFeriando:

- Podemos acompañar de un **Bol de Arroz Basmati o Integral, decorado** con un poquito de hierbabuena.

⇨ **Aclaraciones:**

◈ La **Yuca**, pariente lejana de la patata, es rica en nutrientes, pero **baja en carbohidratos**, es una alternativa perfecta, para sustituir esa manía patatil engordakilos, pero recuerda, **es obligatoria cocerla**, sino tendrás problemas con tu estómago.

◈ Si tienes la **Merluza en el congelador** (abadejo o cualquier pescado blanco), antes de salir de casa por la mañana, ponlas en la nevera, para que se **descongelen de manera natural.**

◈ Previamente, una **gran ensalada variada** con mínimo cinco ingredientes, más **un postre** (frutas), es una cena ideal, que nos saciará completamente, y **evitará que engordemos,** y si decidimos dar **un paseo** después de esta comidaza, **adelgazaremos mucho más** que todas esas dietas milagros, alimentos light o el trote del Gimnasio.

⇨ **Carrito Compra:**

◈ La **Merluza,** en ocasiones la encontrarás fresca **en cualquier Súper o Pescadería,** o en su defecto, **congeladas a un precio similar** por unos 5€ el kg.

El **abadejo,** es una **buena alternativa,** disponible en Súper como el Lidl a un precio muy ajustado.

◈ La **Yuca,** la puedes comprar en cualquier Súper o Frutería por unos 2€ el Kg.

◈ Revisa los **capítulos anteriores,** si tienes dudas sobre el **AVOE** (Aceite de Oliva Vírgen Extra), las **especias o hierbas aromáticas.**

# Capítulo 8. MIÉRCOLES CINEROS O BROCOLEROS.

# Capítulo 8. MIÉRCOLES CINEROS O BROCOLEROS.

## 5.1 INTRODUCCIÓN

Los Miércoles Cineros, hay que compensar ese exceso de proteínas procedente del pescado con platos más verduleros.

⇨ El **Brócoli**, con **mucha fibra, proteínas, vitaminas y minerales**, es un clásico para adelgazar, por su efecto saciante y bajo nivel de calorías, o la **Coliflor**, de moda en EE.UU, pasando por la **Col Blanca o Repollo**, o la Roja conocida como **Col Lombarda**, ya sea de cocina al estilo mediterráneo o nórdica (chucrut), otro plato de **obligatorio consumo semanal** para adelgazar.

◈ Lo de siempre, **empezar** por una **gigantesca ensalada** y **terminar** la comida con **frutas o lácteos frescos**, son **requisitos básicos** para adelgazar.

# Capítulo 8. MIÉRCOLES CINEROS O BROCOLEROS.

## 8.2 SALTADO DE BRÓCOLI CON CHAMPIÑONES

**4 pers. | Fácil | -1 €/pers. | Tiempo: 30 min.**

⇨ **Descubriendo:**

El **Brócoli**, con **mucha fibra, proteínas, vitaminas y minerales**, es un clásico para adelgazar por su efecto saciante y bajo nivel de calorías.

Los **Huevos**, **pura proteína**, sustituye parcialmente a la carne, para esos carnívoros empedernidos, además, aporta vitaminas y minerales extras, y tiene bajos niveles de grasas.

⇨ **Utensilios:**

- Cuchillo, Espátula de madera, cucharilla y tenedor.
- Bol, platos o recipientes y fuente de barro para hornear.
- Una Olla Grande.
- Sartén Grande.
- Sartén Pequeña.

⇨ **Ingredientes:**

- 1 Brócoli mediano.
- 4 Huevos.
- 300 gramos Champiñones.
- 1 limón.
- 4 dientes de Ajo.
- AVOE.
- Sal Marina, Pimentón de la Vera y Pimienta Blanca y/o Negra.

⇨ **Lo Primero:**

- Encendemos la Radio con una **música alegre** de finde.

- Poner en **la encimera las hierbas aromáticas** y/o especias a utilizar, **queso,** etc.
- **Lavar** la Verdura.
- Preparar una **Olla grandota** con una cuchara de **AVOE** y dos cucharaditas de **Sal.**
- Preparar una **Sartén** grandota con cuatro cucharas de **AVOE.**
- Preparar la tabla de Madera con el Cuchillo para cortar.

⇨ **Preparación rapideja:**

❖ Paso 1:

- Ponemos la Olla a fuego medio y...
- Cortamos el **tallo o rama grande** del Brócoli, y lo tiramos.
- Vamos **cortando la cabeza** (lo verde)  con unos dos o tres centímetros de tallito, y **reservamos.**
- **Echamos todas las** cabezas  de brócoli (lo verde con dos o tres centímetros de tallito) a la **Olla.**
- Y nos penemos con el **segundo paso.**

❖ Paso 2:

- **Cortamos los champiñones** en láminas finas (1cm),  y reservamos.
- **Cortamos los ajos** en tiritas pequeñas finas, y reservamos.
- **Le quitamos las cáscaras** a los huevos (rompiéndolo con un golpecito) y echamos el interior a un Bol.
- **Batimos o Mezclamos los huevos,** o revolverlos bien con un tenedor, echándole un **pizca de sal,** otra de pimienta negra,  un par de minutos, y reservamos.
- **Picamos en cuadros alargados, 2cm por 3cm (si nos sale más grande, no hay problema).**
- Y nos ponemos con el **tercer paso.**

❖ Paso 3:

- Ponemos la **Sartén pequeña al fuego,** un minuto, y echamos los **champiñones, removiéndoles** hasta que se doren, los sacamos y reservamos.
- Echamos un par de **cucharas extras de AVOE** en la **Sartén pequeña** y esperamos un par de minutos, bajándola el fuego al mínimo.

- **Echamos los huevos batidos**, esperamos a que se empiecen a cocinar (un minuto), y lo **removemos un poquito** para que no se peguen en la sartén.
- Le **damos la vuelta** (con la espátula), aunque se corra el riesgo de que se destrocen, jejeje.
- Ahora **espatuleamos bien el huevo**, cortándolo de paso a trozos, mientras **seguimos removiéndolos**.
- Cuando estén dorados (justo antes de quemarse), lo retiramos y **reservamos**.
- Y nos penemos con el **cuarto paso**.

◈ Paso 4:

- **Ponemos** a fuego medio **la Sartén** grandota con el AVOE.
- **Echamos los ajos picados**, removiéndolos hasta que empiecen a **dorarse**.
- **Echamos ½ pimentón de la vera.**
- **Echamos el brócoli ya cocido** (que hemos escurrido o quitado el agua), **removiéndol**o de dos a cuatro minutos.
- **Echamos el huevo ya saltado** que teníamos reservado, **removiéndol**o de dos a cuatro minutos.
- **Echamos los champiñones** ya dorados**,** que teníamos reservados**.**
- **Echamos el zumo de medio limón,** que teníamos reservados**.**
- Y los **removemos otros** tres o cuatro minutos extras, añadiéndole una pizca de **sal y/o pimienta negra**, si fuera necesario.
- **Y** nos penemos con el **quinto paso**.

◈ Paso 5:

- Retiramos la Sartén grande del fuego, y **emplatamos** este maravilloso Revuelto de Brócoli con champiñones y huevo.
- Unas **gotas extras** de limón y/o pimienta blanca, pueden potenciar su sabor.
- A **comerrr**.

◈ CHEFeriando:

- Puedes gratinarlos unos minutejos al Horno a 180 grados con un poquito de queso duro de oveja rallado y terminar adornándolo con tomillo y/o romero.

⇨ **Aclaraciones:**

◈ **Los Huevos son todos sanejos,** lo que varía es **el Sabor,** entre la típica docena por poco mas de **1€** o la versión **ecológica a más de 2€ la media** docena.

◈ **El hornearlo** unos 10 minutos, hace **cambiar el sabor** de pasta, volviéndola **más crujientes,** y de paso su **presentación en Barro y Madera,** como en los buenos restaurantes tradicionales (aunque lo hagan preparado en el microondas), potencian las sensaciones de otro de los **sentidos para comer:** La **Vista.**

◈ Previamente, una **gran ensalada variada** con mínimo cinco ingredientes, más **un postre** (frutas), es una cena ideal, que nos saciará completamente y **evitará que engordemos,** y si decidimos dar **un paseo** después de esta cenaja, **adelgazaremos mucho más** que todas esas dietas milagros, alimentos light o el trote del Gimnasio.

⇨ **Carrito Compra:**

◈ El **Brócoli,** es un producto de temporada, de **Octubre a marzo** de cada año, y es habitual encontrarlas en muchos Súper o Tiendas de Verduras y Frutas (el Mercado Tradicional es la opción ideal), por un **precio medio** de menos de **1€.**

◈ Los **Champiñones,** es un producto de temporada (aunque lo podemos encontrar todo el año), desde **Octubre a Abril** de cada año, y es habitual encontrarlos en muchos Súper o Tiendas de Verduras y Frutas (el Mercado Tradicional es la opción ideal), por un **precio medio de 1€** por una **bandeja de** 200 gramos.

Aportan un **extra de proteínas,** además de minerales y vitaminas, destacando la B9, vinculada al crecimiento (que seamos altos, jejeje).

◈ Revisa los **capítulos anteriores,** si tienes dudas sobre el AVOE (Aceite de Oliva Vírgen Extra), las **especias o hierbas aromáticas.**

# Capítulo 8. MIÉRCOLES CINEROS O BROCOLEROS.

## 8.3 SALTADO DE COLIFOR PERUANO

**4 pers. | Fácil | 1 €/pers. | Tiempo: 30 min.**

⇨ **Descubriendo:**

La Coliflor, con **mucha vitamina C y minerales**, está de moda en los EE.UU, como alimento sano y rejuvenecedor, tanto, que está a precios prohibitivos para los currantes, y en esta ocasión, tienen razón, algo no muy habitual, jejeje.

Esta receta cheferil, es un **clásico de la Gastronomía Peruana**, que en este exquisto plato popular mezcla **influencias andalusíes, chinas y andinas**, convirtiéndolo en nutritivo, pero sin riesgo de engordar.

⇨ **Utensilios:**

- Cuchillo, Espátula de madera, cucharilla y tenedor.
- Bol, platos o recipientes y fuente de barro para hornear.
- Una Olla Grande.
- Sartén Grande.

⇨ **Ingredientes:**

- 1 Coliflor.
- 1 Cebolla Roja, o en su defecto Blanca.
- 1 Tomate.
- 250 gramos de Carne (de cerdo o vaca, sin grasa).
- 2 dientes de Ajo.
- AVOE.
- Sal Marina, Pimienta Blanca o Negra.
- Ají Amarillo.
- Opc. Culantro o Cilantro.

⇨ **Lo Primero:**

- Encendemos la Radio con una **música alegre** de finde.
- Poner en **la encimera las hierbas aromáticas** y/o especias a utilizar, etc.
- **Lavar** la Verdura.
- Preparar una **Olla grandota** con una cuchara de **AVOE** y dos cucharadita de **Sal.**
- Preparar una **Sartén** grandota con cuatro cucharas de **AVOE.**
- Preparar la tabla de Madera con el Cuchillo para cortar.

⇨ **Preparación rapideja:**

◈ Paso 1:

- Ponemos la Olla a fuego medio y...
- Cortamos el **tallo o rama grande** de la Coliflor, y lo tiramos.
- Vamos **cortando cada cabeza o ramillete** (lo blanco) con unos dos o tres centímetros de tallito, y **reservamos.**
- **Echamos todas las** cabezas o ramilletes de la coliflor (lo blanco con dos o tres centímetros de tallito) a la **Olla.**
- Lo dejamos **cocer** unos **15 minutos.**
- Y nos penemos con el **segundo paso.**

◈ Paso 2:

- **Cortamos la carne en cuadraditos pequeños (**como en los platos que comemos en los restaurante chinos), echándolos en un bol, y le Echamos ½ de cucharadita pimienta negra, ½ cucharadita de Sal y ¼ cucharadita de Ají Amarillo, mezclándolo y dejándolo reposar unos cinco minutos, reservándolo.
- **Cortamos los ajos** en tiritas pequeñas finas enanas, y reservamos.
- **Cortamos el tomate** en **cuadraditos pequeños** (quitándole la piel previamente), y reservamos.
- Pelamos y **Cortamos la Cebolla en tiras alargadas** (la famosa juliana) y reservamos.
- Y nos ponemos con el **tercer paso.**

◈ Paso 3:

- Ponemos la **Sartén Grande al fuego** un minuto, y echamos la **carne macerada** y los **ajos** picados superfinos, **removiéndoles** hasta que se doren.

- Echamos la **carne macerada** y los **ajos** picados superfinos, **removiéndoles** hasta que se doren.
- Echamos la **cebolla** y a continuación los **trozos de tomate**, y lo vamos **removiendo** unos cinco minutos.
- Añadimos la Coliflor ya cocida, y lo vamos **removiendo** otros cinco minutos.
- Y nos penemos con el **cuarto paso.**

◈ Paso 4:

- Si vemos que **se pegan** (se queman en la sartén), echamos **un chorreón de vinagre.**
- Cuando ya está todo **dorado,** comprobamos el **sabor** y **condimentamos.**
- **Echamos** ½ cucharadita de Sal, ½ cucharadita Culantro o Cilantro y ¼ Ají Amarillo, mezclándolo.
- **Comprobamos** el **sabor y el pique**, y en su caso, añadimos un extra de Sal o Ají Amarillo.
- **Y** nos penemos con el **quinto paso.**

◈ Paso 5:

- Retiramos la Sartén grande del fuego, y **emplatamos** este maravilloso plato de la Gastronomía Peruana.

◈ CHEFeriando:

- El Toque Cheferino se lo da el **Ají Amarillo**, imprescindible en cualquier cocina cheferil que se precie.

⇨ **Aclaraciones:**

◈ **Se acompaña** con una ración de **arroz basmati** cocido.

◈ Previamente, una **gran ensalada variada** con mínimo cinco ingredientes, más **un postre** (frutas), es una cena ideal, que nos saciará completamente y **evitará que engordemos**, y si decidimos dar **un paseo** después de esta cenaja, **adelgazaremos mucho más** que todas esas dietas milagros, alimentos light o el trote del Gimnasio.

⇨ **Carrito Compra:**

◈ La **Coliflor,** es un producto de temporada, de **Octubre a marzo** de cada año y es habitual encontrarlas en muchos Súper o Tiendas de Verduras y Frutas (el Mercado Tradicional es la opción ideal), por un **precio medio** de **1€.**

◈ El **Ají Amarillo**, del cual ya hemos hablado en capítulo de las Especias y Hierbas Aromáticas, lo puedes conseguir en la Sección Andina de El Corte Inglés o en Tiendas Latinas por 2€.

◈ La **Cebolla morada o Roja**, menos habitual en algunas cocinas españolas, la puedes comprar en cualquier Súper.

◈ Revisa los **capítulos anteriores,** si tienes dudas sobre el **AVOE** (Aceite de Oliva Vírgen Extra), las **especias o hierbas aromáticas.**

## 8.4 COLIFLOR CON AJO

**4 pers. | Fácil | -1 €/pers. | Tiempo: 30 min.**

⇨ **Descubriendo:**

La Coliflor, con **mucha vitamina C y minerales**, está de moda en los EE.UU, como alimento sano y rejuvenecedor, tanto, que está a precios prohibitivos para los currantes, y en esta ocasión, tienen razón, algo no muy habitual, jejeje.

Esta receta caseril, más sencilla no puede ser.

⇨ **Utensilios:**

- Cuchillo, Espátula de madera, cucharilla y tenedor.
- Bol, platos o recipientes y fuente de barro para hornear.
- Una Olla Grande.
- Sartén pequeñaja.
- Una Fuente de Barro.

⇨ **Ingredientes:**

- 1 Coliflor grandota.
- 4 dientes de Ajo.
- AVOE.
- Sal Marina, Pimienta Blanca o Negra, Pimentón de la Vera.
- Opc. Hierbabuena y/o Perejil.

⇨ **Lo Primero:**

- Encendemos la Radio con una **música alegre** de finde.
- Poner en **la encimera las hierbas aromáticas** y/o especias a utilizar, etc.
- **Lavar** la Verdura.

- Preparar una **Olla grandota** con una cuchara de **AVOE** y dos cucharadita de **Sal.**
- Preparar una **Sartén** con cuatro cucharas de **AVOE.**
- Preparar la tabla de Madera con el Cuchillo para cortar.

⇨ **Preparación rapideja:**

◈ Paso 1:

- Ponemos la Olla a fuego medio y...
- Cortamos el **tallo o rama grande** de la Coliflor y lo tiramos.
- Vamos **cortando cada cabeza o ramillete** (lo blanco) con unos dos o tres centímetros de tallito, y **reservamos.**
- **Echamos todas las** cabezas o ramilletes de la coliflor (lo blanco con dos o tres centímetros de tallito) a la **Olla.**
- Lo dejamos **cocer** unos **15 minutos.**
- Y nos ponemos con el **segundo paso.**

◈ Paso 2:

- **Cortamos los ajos** en tiritas pequeñas finas, y reservamos.
- Ponemos la **Sartén al fuego**, un minuto, y los **ajos** picados superfinos, **removiéndoles** hasta que empiecen a dorarse.
- Añadimos el **Pimentón de la Vera**, lo removemos un minuto.
- **Apagamos el fuego** y reservamos.
- Y nos ponemos con el **tercer paso.**

◈ Paso 3:

- Encendemos el **Horno** a 180 grados**.**
- **Ponemos** la Coliflor ya cocida en una **Fuente de Barro.**
- **Echamos** el aceitillo sobrante de la sartén, con el ajo dorado, **sobre** la Coliflor.
- **Lo gratinamos** (hornear para que nos entendamos), unos cinco minutos.
- **Y** nos ponemos con el **quinto paso.**

◈ Paso 5:

- **Presentamos la Fuente de Barro** sobre una **tabla de madera**, **adornamos** con un poco de perejil y/o hierbabuena picada.

- Y a comerrr… más fácil imposible.

◈ CHEFeriando:

- Un poquito de **Queso rallado** de Oveja, cuando lo ponemos **a gratinar** en el horno, hace que el dorado sea más intenso, y **a posteriori**, un par de **ajos negros picados** en tiras, para adornar, ya que ese **sabor a regalíz** encanta a adultos y niños.

⇨ **Aclaraciones:**

◈ **Se acompaña** con una ración de **arroz basmati** cocido**.**

◈ Previamente, una **gran ensalada variada** con mínimo cinco ingredientes, más **un postre** (frutas), es una cena ideal, que nos saciará completamente y **evitará que engordemos,** y si decidimos dar **un paseo** después de esta cenaja, **adelgazaremos mucho más** que todas esas dietas milagros, alimentos light o el trote del Gimnasio.

⇨ **Carrito Compra:**

◈ La **Coliflor,** es un producto de temporada, de **Octubre a marzo** de cada año, y es habitual encontrarlas en muchos Súper o Tiendas de Verduras y Frutas (el Mercado Tradicional es la opción ideal), por un **precio medio de 1€.**

◈ El **Ajo negro**, fermentado de manera natural, destaca por su textura tierna y suave, pudiéndolo adquirir en diversos Súper (Aldi, Lidl, Carrefour), eso sí, a precios millonetis.

◈ Revisa los **capítulos anteriores,** si tienes dudas sobre el **AVOE** (Aceite de Oliva Vírgen Extra), las **especias o hierbas aromáticas.**

# Capítulo 8. MIÉRCOLES CINEROS O BROCOLEROS.

## 8.5 COL LOMBARDA REHOGADA

**4 pers. | Fácil | -1 €/pers. | Tiempo: 30 min.**

⇨ **Descubriendo:**

La **Col Lombarda,** o en su defecto la Col blanca de toda la vida, es rica **en Fibra** (no hace falta yogures carísimos para comer fibra, jejeje) y **en Vitaminas,** sobre toda la C, vinculada al crecimiento, en castellano viejo significa que **seamos más altos.**

⇨ **Utensilios:**

- Cuchillo, Espátula de madera, cucharilla y tenedor.
- Bol, platos o recipientes y fuente de barro para hornear.
- Una Olla Grande.
- Sartén Mediana.

⇨ **Ingredientes:**

- 1 Col Lombarda.
- 1 Cebolla Blanca.
- 4 dientes de Ajo.
- 1 Limón.
- 2 cucharadas de Vinagre de Jeréz.
- 2 AVOE.
- Sal Marina, Pimienta Negra y Pimentón de la Vera.

⇨ **Lo Primero:**

- Encendemos la Radio con una **música alegre** de finde.
- Poner en **la encimera las hierbas aromáticas** y/o especias a utilizar, etc.
- **Lavar** la Verdura.

- Preparar una **Olla grandota** con una cuchara de **AVOE** y dos cucharaditas de **Sal.**
- Preparar una **Sartén** con dos cucharas de **AVOE.**
- Preparar la tabla de Madera con el Cuchillo para cortar.

⇨ **Preparación rapideja:**

◈ Paso 1:

- Ponemos la Olla a fuego medio y...
- Cortamos la Col en trozos **cuadrados alargados irregulares**, tipo juliana.
- **Echamos** los trozos de la **Col lombarda** a la **Olla.**
- Lo dejamos **cocer** unos **20 minutos** hasta que estén blanditas.
- Y nos ponemos con el **segundo paso.**

◈ Paso 2:

- **Cortamos la Cebolla** en trozos **cuadrados alargados**, tipo juliana y reservamos.
- **Cortamos los ajos** en tiritas pequeñas finas enanas, y reservamos.
- Y nos ponemos con el **tercer paso.**

◈ Paso 3:

- Ponemos la Sartén **a fuego bajo.**
- Echamos **la cebolla**, y dos o tres minutos después, cuando estén empezando a **dorarse**, el **ajo picado.**
- **Removemos,** hasta que todo este doradito.
- Echamos la ½ cucharadita de **Pimentón de la Vera, removiéndolo** un minuto, hasta que se desprenda **sus aromas.**
- **Y nos ponemos con el cuarto paso.**

◈ Paso 4:

- Escurrimos la Col Lombarda, quitándole todo el agua y...
- Echamos la Col a la **Sartén a fuego medio bajito, y removemos.**
- **Echamos** la ½ cucharadita **Sal Marina**, la ½ cucharadita **Pimienta Negra** y un **chorreón** de Vinagre de Jeréz.
- **Rehogamos** durante unos **15 minutos,** moviéndolos de vez en cuando.

- Y nos ponemos con el **quinto paso**.

◈ Paso 5:

- **Apagamos el fuego** y…
- **Presentamos** la Col Lombarda en un **platazo**, aderezándola con el **zumo de un limón**, y listo.
- A comerrr.

◈ CHEFeriando:

- Puedes sustituir el Vinagre de Jerez, por un buen chorreón de un **Fino de Jerez**, aunque no hay que abusar, el alcohol contiene muchos azúcares.

⇨ **Aclaraciones:**

◈ **Un pescaíto a la plancha hornera\*,** tipo salmón, merluza o lo que encontremos fresco, y por ende, más económico, es lo ideal.

◈ Previamente, una **gran ensalada variada** con mínimo cinco ingredientes, más **un postre** (frutas), es una cena ideal, que nos saciará completamente y **evitará que engordemos**, y si decidimos dar **un paseo** después de esta cenaja, **adelgazaremos mucho más** que todas esas dietas milagros, alimentos light o el trote del Gimnasio.

⇨ **Carrito Compra:**

◈ La **Col Lombarda,** es un producto de temporada, de **Octubre a marzo** de cada año, y es habitual encontrarlas en muchos Súper o Tiendas de Verduras y Frutas (el Mercado Tradicional es la opción ideal), por un **precio medio de 1€.**

◈ El **Vinagre,** hay que **comprarlo con D.O.,** el de **Jeréz** no tiene alto niveles de azúcares, pudiéndolo comprarlo en Aldi por unos 2€, en cambio, el **Balsámico es un ENGORDAKILOS** total, y los **vinagres plastiqueros baratejos**, han sido sometidos a procesos químicos, por lo cual, **hay que evitarlos.**

◈ Revisa los **capítulos anteriores,** si tienes dudas sobre el **AVOE** (Aceite de Oliva Vírgen Extra), las **especias o hierbas aromáticas.**

# Capítulo 9. JUEVES CARNÍVOROS.

# Capítulo 9. JUEVES CARNÍVOROS.

## 9.1 INTRODUCCIÓN

El "homus brutus" es **omnívoro** (come de todo), así nos ha hecho la dichosa evolución, y la carne nos aporta unos **aminoácidos esenciales,** que **sin ellos nos vamos al otro barrio.**

⇨ Pero como buen omnívoro, las cantidades que necesitamos son pequeñas, ya que el exceso nos hace enfermar, por ello, unos 500 gr. semanales, para una persona adulta y activa, es suficiente para cubrir las necesidades nutricionales.

◈ Si ves la TV, ya sabrás que la **OMS** nos ha informado que el consumo elevado de **Carnes Rojas** (vacuno, cerdo), **provoca Cáncer,** por ello, **2/3** del consumo de carne semanal, tiene que **ser de AVES** (pollo, pavo, conejo, etc.), en castellano viejo, **350gr. de aves** y **150gr de vacuno y/o cerdo** semanales.

# Capítulo 9. JUEVES CARNÍVOROS.

## 9.2 CHOW MEIN DE CERDO O SALTADO CHINO

**6 pers. | Fácil | -1 €/pers. | Tiempo: 30 min.**

⇨ **Descubriendo:**

**El Wok**, un método de cocinar rápido y sano, que utiliza pequeñas cantidades de aceite, **muchas verduras, pequeñas cantidades de carnes,** fue la primera herramienta que adquirí para **cocinar saludable** y **adelgazar de paso.**

Si nos gusta observar, verás que la **comunidad china, no suele tener sobrepeso,** y ya sabes **uno de los motivos principales** de ello.

⇨ **Utensilios:**

- Cuchillo, Espátula de madera, cucharilla y tenedor.
- Bol, platos o recipientes y fuente de barro para hornear.
- Una Olla Grande.
- Sartén pequeña.
- WOK.

⇨ **Ingredientes:**

- 250 gramos de Fideos Chinos Integrales o Espaguetis Finos Integrales.
- 250 gramos de Carne Cerdo o Ternera.
- 1 Pimiento  Rojo grande.
- 1 Pimiento Verde grande.
- 100 gramos Pak Choy  o de Col Blanca.
- 1 Cebolletas.
- 1 Cebolla.

- 200 gramos Champiñones.
- 50 gramos de Apio.
- 1 Bote de Brotes de Bambú.
- 4 dientes de Ajo.
- 4 cucharadas de AVOE.
- 4 cucharadas de Salsa Soja Ecológica.
- Sal Marina, Pimienta Negra y Jengibre.

⇨ **Lo Primero:**

- Encendemos la Radio con una **música alegre** de finde.
- Poner en **la encimera las hierbas aromáticas** y/o especias a utilizar, etc.
- **Lavar** la Verdura.
- Preparar una **Olla grandota** con una cuchara de **AVOE** y dos cucharadita de **Sal**.
- Preparar una **Sartén** con dos cucharas de **AVOE**.
- Preparar una **Wok** con dos cucharas de **AVOE**.
- Preparar la tabla de Madera con el Cuchillo para cortar.

⇨ **Preparación rapideja:**

◈ Paso 1:

- Ponemos a **fuego** medio alto **la Olla** de Agua.
- Echamos los Fideos Chinos Integrales o los **Espaguetis integrales a la Olla**, cuando el agua este hirviendo.
- Lo normal del **tiempo de cocción** serán unos **5 minutos** en los **Fideos Chinos** Integrales y unos **15 minutos** en los Espagueti Integrales, hasta que este al dente, removerlos periódicamente para que no se pegue.
- **Al Dente:** Eso es complicadejo, puedes utilizar la **técnica de la abuela**, **tirarlo a la pared** y cuando se peguen estarán ok. (si tienes la pared sucia se pegará aunque no esté al dente, jejeje), y la **otra alternativa**, más limpia, y que recomiendo, es probarlo a **partirlo con los dientes** si están duros, NO es al dente y si están blandazos, te pasaste de tiempo de cocción.
- Mientras se van cociendo, pasamos al **segundo paso**.

◈ Paso 2:

- **Cortamos los Pimientos Rojo y el Verde** en trozos **cuadrados alargados**, tipo juliana y reservamos.
- **Cortamos los Pak Choy o Col Blanca** en trozos **cuadrados alargados**, tipo juliana y reservamos.
- **Cortamos la Cebolla** en trozos **cuadrados alargados**, tipo juliana y reservamos.
- **Cortamos la Cebolleta fresca** en trozos **cuadrados alargados**, tipo juliana y reservamos.
- **Cortamos el Apio** en trozos **cuadrados alargados**, tipo juliana y reservamos.
- **Cortamos los Champiñones** en **láminas finas**, y reservamos.
- **Lavamos** bien los brotes de Bambú, y reservamos.
- **Cortamos los ajos** en tiritas pequeñas finas enanas, y reservamos.
- **Cortamos la Carne de cerdo o ternera** en trozos **cuadrados alargados pequeños**, tipo juliana, y reservamos.
- **Y** nos ponemos con el **tercer paso**.

◈ Paso 3:

- Ponemos la Sartén **a fuego bajo**.
- Echamos **los trozos de carne** y vamos removiéndola, y tres o cuatro minutos después, cuando estén empezando a **dorarse**, apartamos y reservamos.
- **Y** nos ponemos con el **cuarto paso**.

◈ Paso 4:

- Apagamos el fuego de la Olla y...
- **Sacamos y ponemos los Fideos Chinos** Integrales o Espagueti Integrales, sobre un Colador, y luego...
- Lavándolos con abundante agua fría, y los reservamos.
- **Ojo:** Los Fideos Chinos tienen la mala costumbre de intentar hacerse un pegote si no lo removemos bien o nos pasamos en el tiempo de cocción.
- **Y** nos ponemos con el **quinto paso**.

◈ Paso 5:

- **Ponemos el Wok** a fuego medio y...
- **Vamos removiéndolo mientras vamos echando cada ingrediente.**
- **Echamos los ajitos picados**, luego la **Cebolla y la Cebolleta**, a posteriori los **Pimientos** en juliana, y un minuto después...
- Los **Brotes de Bambú**, el Pak Choy o Col Blanca, el **Apio** y los **Champiñones**, y removemos un par de minutos.
- **Echamos la carne,** y a continuación...
- **Añadimos** el ¼ cucharadita de Jengibre, ¼ cucharadita de Pimienta Negra, al gusto, removiéndolo.
- Y continuamos echando dos **cucharadita de Salsa de Soja** y **removemos** un par de minutos.
- Y nos ponemos con el **paso sexto.**

◈ Paso 6:

- **Apartamos** a un lado del Wok **el saltado de veduras y carne y...**
- **Ponemos en el lado libre del Wok** los Fideos Chinos Integrales o Espagueti Integrales.
- Echamos dos **cucharaditas de Salsa de Soja sobre la** Fideos Chinos Integrales o Espagueti Integrales, y **removemos todo,** unos dos o tres minutos extras.
- Y pasamos al **paso séptimo.**

◈ Paso 7:

- Apagamos el fuego y listo.
- Sólo queda emplatarlo.
- A comerrr.

◈ CHEFeriando:

- Un poco de Cilantro y **½ cucharadita de ají amarillo**, además de añadir un pique extra, le da un toque cheferil como los buenos restaurantes, **grandes amantes del los curry thai versus ajíes peruanos.**

⇨ **Aclaraciones:**

◈ **Pasta China Integral,** es cuasi imposible de conseguir, así que toca utilizar **espaguetis integrales,** pero si te atreves, puedes comprar una de esas **maquinitas para hacer pasta fresca casera,** que se consigue por unos 30€ (en ofertas ocasionales en Lidl por 20€).

◈ **Pak Choi, Setas Shitake y productos** similares suelen ser **caros,** pero tenemos **alternativas económicas** como ya hemos visto en los ingredientes, pero en ocasiones, las puedes conseguir en Ofertas en diversos Súper (Aldi, Lidl, Carrefour).

⇨ **Carrito Compra:**

◈ La **Pasta Integral de la de verdad,** no esas de paquetes bonitos y carísimos que llevan de todo menos harina integral, **la puedes conseguir a buen precio en Aldi o Lidl,** y a un precio algo superior en Carrefour o El Corte Inglés.

◈Los **Brotes de Bambú,** como siempre, **debes revisar que no lleven azúcar** añadido, puedes adquirirlos en **Tiendas Asiáticas,** en **Ofertas ocasionales** económicas en **Aldi o Lidl,** y en Supermercados como Carrefour.

◈ Revisa los **capítulos anteriores,** si tienes dudas sobre el **AVOE** (Aceite de Oliva Vírgen Extra), las **especias o hierbas aromáticas.**

# Capítulo 9. JUEVES CARNÍVOROS.

## 9.3 CURRY DE POLLO RAPIDEJO

**4 pers. | Fácil | +1 €/pers. | Tiempo: 30 min.**

⇨ **Descubriendo:**

Los **Currys indios**, representan una **rica y sana gastronomía,** y en **Gran Bretaña**, país de escasa cultura gastronómica, ya hace décadas que lo **adoptaron como parte de su cocina Cheferil**.

⇨ **Utensilios:**

- Cuchillo, Espátula de madera, cucharilla y tenedor.
- Bol, platos o recipientes y fuente de barro para hornear.
- Sartén Grande con dos cucharadas de AVOE.

⇨ **Ingredientes:**

- 500 gramos de pechuga de Pollo.
- 400 c/c de leche de coco.
- 100cc de Salsa de Tomate casera*.
- 2 Cebolletas pequeñas.
- 1 Guindilla.
- 2 dientes de Ajo.
- 2 a 4 cucharadas de AVOE.
- 1 cucharada Curry*.
- Cilantro, Cúrcuma, Jengibre, Comino.
- Sal Marina.

⇨ **Lo Primero:**

- Encendemos la Radio con una **música alegre** de finde.
- Poner en **la encimera las hierbas aromáticas** y/o especias a utilizar, etc.
- **Lavar** la Verdura.
- Preparar una **Olla grandota** con una cuchara de **AVOE** y dos cucharadita de **Sal.**

- Preparar una **Sartén pequeña** con dos cucharas de **AVOE**.
- Preparar la tabla de Madera con el Cuchillo para cortar.

⇨ **Preparación rapideja:**

◈ Paso 1:

- **Cortamos las cebolletas** en trozos **cuadrados enanos**, reservamos.
- **Rallamos** un poquito de **Jengibre fresco** (o en su defecto seco), hasta llenar una cucharadita pequeña.
- **Cortamos la Carne de pollo** en trozos **cuadrados pequeños**, y reservamos.
- **Cortamos los ajos** en tiritas pequeñas finas enanas, y reservamos.
- Y nos ponemos con el **segundo paso**.

◈ Paso 2:

- Ponemos la Sartén **a** fuego medio.
- Echamos **la cebolleta**, y vamos removiéndola durante dos o tres minutos.
- **Echamos el Ajo picado**, el **Jengibre** fresco, la **Guindilla** picante, y un minuto después la Salsa de Tomate casera.
- **Echamos el Curry**, ½ cucharadita pequeña de **Cúrcuma**, ¼ cucharadita pequeña de **Comino** y ¼ cucharadita pequeña de **Cilantro**, y la pizca de **Sal**, al gusto, removiéndolo todos un par de minutos.
- Y nos ponemos con el **tercer paso**.

◈ Paso 3:

- Echamos **la carne de pollo cortado en cuadrados pequeños.**
- Ponemos a **fuego alto, removiéndolo** todo, hasta que la carne se empiece a **dorar.** (menos de cinco minutos).
- Echamos **la leche de coco,** dejándolo **cocer** unos **cinco minutos** extras, hasta que haya perdido una tercera parte del líquido.
- Probamos, y si es necesario, añadimos un extra de Curry o especias al gusto.
- Y nos ponemos con el **cuarto paso**.

◈ Paso 4:

- Apagamos el fuego, y listo.

- Sólo queda emplatarlo y **a Comerrr**.

◈ CHEFeriando:

- Si nos gusta un sabor más cheferil, podemos **sustituir la guindilla** por ½ cucharadita pequeña de **Curry Rojo Thai**, que aparte del picor, nos dará un color mas rojizo, o si preferimos el **Verde del Mekong**, podemos probar ½ cucharadita de **Curry Verde Thai**.

⇨ **Aclaraciones:**

◈ **Se acompaña** con una ración de **arroz basmati** cocido**.**

◈ Previamente, una **gran ensalada variada** con mínimo cinco ingredientes, más **un postre** (frutas), es una cena ideal, que nos saciará completamente, y **evitará que engordemos**, y si decidimos dar **un paseo** después de esta cenaja, **adelgazaremos mucho más** que todas esas dietas milagros, alimentos light o el trote del Gimnasio.

⇨ **Carrito Compra:**

◈ La **Leche de Coco**, típica de la **cocina asiática más Gourmet**, lo podemos adquirir en **Ofertas ocasionales en Aldi o Lidl**, y también en el Súper Carrefour o El Corte Inglés.

◈ Revisa los **capítulos anteriores**, si tienes dudas sobre el **AVOE** (Aceite de Oliva Vírgen Extra), los Curry "made in India" o los Currys Thai.

# Capítulo 9. JUEVES CARNÍVOROS.

## 9.4 LOMO SALTADO PERUANO

**4 pers. | Fácil | 1 €/pers. | Tiempo: 30 min.**

⇨ **Descubriendo:**

Típico **plato popular** de la **mejor gastronomía peruana**, una mezcla de la cocina andina, la cocina de los conquistadores españoles y la cocina china o chifa.

⇨ **Utensilios:**

- Cuchillo, Espátula de madera, cucharilla y tenedor.
- Bol, platos o recipientes y fuente de barro para hornear.
- Una Olla Grande.
- Sartén pequeña.
- Sartén Grande o Wok.

⇨ **Ingredientes:**

- 250 gramos de Carne Ternera o en su defecto Cerdo.
- 250 patatas nuevas o de temporada con su piel.
- 1 Pimiento Rojo grande.
- 1 Pimiento Verde grande.
- 2 Cebollas Rojas.
- 2 Tomates grandotes maduros.
- 2 dientes de Ajo.
- 2 a 4 cucharadas de AVOE.
- 2 a 4 cucharadas Sillao o Salsa Soja Ecológica.
- 2 a 4 vinagre de vino blanco (del baratejo).
- ½ cucharadita de Ají Amarillo peruano.
- ½ cucharadita de Culantro o Cilantro peruano.
- Opc. ½ cucharadita de Rocoto peruano.
- Sal Marina, Pimienta Negra.

⇨ **Lo Primero:**

- Encendemos la Radio con una **música alegre** de finde.
- Poner en **la encimera las hierbas aromáticas** y/o especias a utilizar, etc.
- **Lavar** la Verdura.
- Preparar una **Olla grandota** con una cuchara de **AVOE** y dos cucharadita de **Sal.**
- Preparar una **Sartén pequeña** con dos cucharas de **AVOE.**
- Preparar una **Sartén grandota** con dos cucharas de **AVOE.**
- Preparar la tabla de Madera con el Cuchillo para cortar.

⇨ **Preparación rapideja:**

◈ Paso 1:

- **Cortamos los Pimientos Rojos y los Verdes** en trozos **cuadrados alargados,** tipo juliana y reservamos.
- **Cortamos la Cebolla Roja** en trozos **cuadrados alargados,** tipo juliana y reservamos.
- **Cortamos los tomates** en trozos **cuadrados alargados,** previamente le hemos quitado la piel, tipo juliana y reservamos.
- **Cortamos los ajos** en tiritas pequeñas finas enanas, y reservamos.
- Y nos ponemos con el **segundo paso.**

◈ Paso 2:

- **Echamos las patatas** (sin quitarle la piel, sino se convertirán en carbohidratos malos malísimos).
- Esperamos **10 minutos a que se cuezan en parte,** y la mejor manera de saber es clavar un tenedor, si entra duritas ya están listas, si están blanduchas como la mantequilla, te pasastesss.
- Las sacamos, **quitamos la piel** y la **cortamos en tiras alargadas** (como para freír de toda la vida), y reservamos.
- En ese tiempo de espera, nos penemos con el **tercer paso.**

◈ Paso 3:

- **Cortamos la Carne de cerdo o ternera** en trozos **cuadrados pequeños.**

- Lo **maceramos** (mezclarlo) con una pizca de **Sal**, ¼ cucharadita de **Pimienta** y ¼ cucharadita de **Ají Amarillo** peruano, unos cinco minutejos.
- Ponemos la Sartén **pequeña a** fuego medio.
- Echamos **los trozos de carne**, y vamos removiéndola, y tres o cuatro minutos después, cuando estén empezando a **dorarse**, apartamos y reservamos.
- Y nos penemos con el **cuarto paso**.

❖ Paso 4:

- Ponemos la Sartén **pequeña a** fuego medio.
- Echamos **los patatas duritas ya cocidas**, y vamos removiéndola, y tres o cuatro minutos después, cuando estén empezando a **dorarse**, apartamos y reservamos.
- Y nos ponemos con el **quinto paso**.

❖ Paso 5:

- Ponemos la Sartén grandaza **a fuego medio.**
- Echamos **los ajitos, la Cebolla roja y el Tomate**, removiéndolos, y a continuación…
- Echamos **los pimientos en tiras alargados tipo juliana**, removiéndolos, unos cinco minutos.
- Echamos el **Vinagre**, removiéndolos, unos dos o tres minutos.
- Echamos la **Carne macerada doradita**, y dos cucharadas de **Sillao** (salsa de soja ecológica) removiéndolos, unos dos o tres minutos extras.
- Echamos la patatas cocida duritas, ya doradas.
- Echamos una pizca de **Sal**, ¼ cucharadita de **Pimienta** y ¼ cucharadita de **Ají Amarillo** peruano, ¼ cucharadita de **Rocoto** peruano, ½ cucharadita de **Culantro o Cilantro,** un extra de Sillao, al gusto.
- **Removemos** otros tres o cuatro minutos.
- Y nos ponemos con el **sexto paso**.

❖ Paso 6:

- Apagamos el fuego, y listo.
- Sólo queda emplatarlo y **a Comerrr**.

❖ CHEFeriando:

- Unas dos cucharadas de **Pisco** cuando estamos saltando las verduras, le dará ese toque definitivo cheferil.

⇨ **Aclaraciones:**

◈ **Se acompaña** con una ración de **arroz basmati** cocido.

◈ Previamente, una **gran ensalada variada** con mínimo cinco ingredientes, más **un postre** (frutas), es una cena ideal, que nos saciará completamente y **evitará que engordemos**, y si decidimos dar **un paseo** después de esta cenaja, **adelgazaremos mucho más** que todas esas dietas milagros, alimentos light o el trote del Gimnasio.

◈ En la **Receta Original**, que tiene numerosas variantes, las **patatas van** directamente **fritas**, pero ya sabemos que los fritos son un ENGORDAKILOS.

⇨ **Carrito Compra:**

◈ Tanto el **Ají Amarillo, Rocoto y Culantro (Cilantro)**, lo puedes adquirir en Tiendas Latinas o en El Corte Inglés, y el **famoso Sillao Peruano** (variante de Salsa de Soja), también está disponible en el Súper Eroski .

◈ El **Pisco**, un **licor originario del Perú**, aunque Chile, gran potencia comercializadora, reclama sus derechos comerciales sobre su propiedad intelectual, y lo puedes adquirir en **El Corte Inglés,** desde 8€ la botellita.

◈ Revisa los **capítulos anteriores,** si tienes dudas sobre el AVOE (Aceite de Oliva Vírgen Extra), las **especias o hierbas aromáticas.**

# Capítulo 9. JUEVES CARNÍVOROS.

## 9.5 FRITADA DE CORAZÓN O ASADURA

**4 pers. | Fácil | -1 €/pers. | Tiempo: 30 min.**

⇨ **Descubriendo:**

Plato de la **gastronomía popular mediterránea**, ya en peligro de extinción en los países occidentalizados y defensores de la comida basura, aunque recetas similares aún **perduran en esas Américas** de origen español.

Con más **Vitamina B12 que cualquier otro tipo de carne**, también destacada por su **elevada cantidad de Hierro, Selenio, Vitamina C**, etc., que la convierten en **la más saludable de las carnes rojas**, a un precio currantil.

⇨ **Utensilios:**

- Cuchillo, Espátula de madera, cucharilla y tenedor.
- Bol, platos o recipientes y fuente de barro para hornear.
- Una Olla Grande.
- Sartén pequeña.
- Sartén Grande.

⇨ **Ingredientes:**

- 500 gramos de Corazón o de Asadura (Hígado) de Ternera y/o Cerdo.
- ½ Kg de Salsa de Tomate Casero*.
- 2 Pimientos Verde italiano.
- 1 Cebolla.
- 2 dientes de Ajo.
- 2 a 4 cucharadas de AVOE.
  200cc. de Vino Blanco.
- 2 a 4 cucharadas de AVOE.
- Sal Marina, Laurel, Orégano, Pimienta Negra, Pimentón de la Vera.

⇨ **Lo Primero:**

- Encendemos la Radio con una **música alegre** de finde.
- Poner en **la encimera las hierbas aromáticas** y/o especias a utilizar, etc.
- **Lavar** la Verdura.
- Preparar una **Sartén pequeña** con dos cucharas de **AVOE**.
- Preparar una **Sartén grandota** con dos cucharas de **AVOE**.
- Preparar la tabla de Madera con el Cuchillo para cortar.

⇨ **Preparación rapideja:**

◈ Paso 1:

- Cortamos el **corazón de ternera o cerdo** en tiras cuadradas (2cm x 2cm) o si **preferimos asadura** en tiras **cuadradas alargadas** (1cm x 3cm), tipo juliana.
- Lo **maceramos** (mezclamos) con ½ cucharadita de **Sal**, ½ cucharadita de **Pimienta Negra** y 2 Cucharadas de AVOE, dejándolo reposar unos **10 minutos.**
- En ese tiempo de espera, nos penemos con el **segundo paso.**

◈ Paso 2:

- **Cortamos los Pimientos Verdes** en trozos **cuadrados alargados** tipo juliana y reservamos.
- **Cortamos la Cebolla** en trozos **cuadrados enanos,** y reservamos.
- **Descongelamos la Salsa de Tomate Casera** y reservamos.
- **Cortamos los ajos** en tiritas pequeñas finas enanas, y reservamos.
- Y nos ponemos con el **tercer paso.**

◈ Paso 3:

- Ponemos la Sartén **pequeña a** fuego medio.
- Echamos **la mitad** de los **ajos picados,** y vamos removiéndolo hasta que empiecen a **dorarse,** y...
- **Echamos** ½ cucharadita pequeña **de Pimentón de la Vera,** removiéndolo hasta que desprenda su aroma característico.
- **Echamos** los trozos de Corazón y/o Asadura, removiéndolos unos cincos minutos aproximadamente, hasta que **estén ya casi hechos** (la mejor manera de saberlo, es comiéndote un trozo, jejeje).
- Apartamos del fuego, y reservamos.
- Y nos ponemos con el **cuarto paso.**

◈ Paso 4:

- **Ponemos** la Sartén grandaza  **a fuego medio.**
- **Echamos la otra mitad** de los **ajos picados,**  y la **Cebolla** picada, removiéndolos hasta que empiecen dorarse.
- **Echamos ½** cucharadita pequeña **de Pimentón de la Vera, removiéndolos unos segundos.**
- **Echamos los pimientos verdes** cortados en tiras, removiéndolos un par de minutos.
- **Echamos la Salsa de Tomate** Casera, los 250cc de **Vino** y la Hoja de **Laurel**.
- Un minuto después, **añadimos el Corazón o Asadura** ya semifrita, removiéndolo todo, de 10 a 15 minutos de media.
- Y nos ponemos con el **quinto paso.**

◈ Paso 5:

- Cuando **haya perdido** una **tercera parte del líquido** como mínimo, **añadimos el Orégano y el Comino** (1/2 cucharadita pequeña), comprobamos su Sabor, y en su caso **añadimos un extra** de Sal o Pimienta Negra.
- Apagamos el fuego, y listo.
- Sólo queda emplatarlo y **a Comerrr.**

◈ CHEFeriando:

- Un **buen vino** (no el típico de cartón horrible), como un **Albariño Gallego** o  un **Blanco de Tierra de Cádiz**, le dará ese toque definitivo cheferil.

⇨ **Aclaraciones:**

◈ **Se acompaña** con un **huevo frito al agua** y un par de buenas rebanadas de **pan integral de pueblo.**

◈ Previamente, una **gran ensalada variada** con mínimo cinco ingredientes, más **un postre** (frutas), es una cena ideal, que nos saciará completamente, y **evitará que engordemos**, y si decidimos dar **un paseo** después de esta cenaja, **adelgazaremos mucho más** que todas esas dietas milagros, alimentos light o el trote del Gimnasio.

⇨ **Carrito Compra:**

◈ El **Corazón o la Asadura**, ya sea de Cerdo o Ternera, son casi **imposibles de encontrar en las grandes cadenas de Súper**, por lo cual, debemos recurrir a las **Carnicerías de Barrio** (calidad auténtica a precios normales) o al **Mercado Tradicional** en peligro de extinción (calidad auténtica a precios baratejos).

◈ Revisa los **capítulos anteriores,** si tienes dudas sobre el **AVOE** (Aceite de Oliva Vírgen Extra), las **especias o hierbas aromáticas.**

# Capítulo 9. JUEVES CARNÍVOROS.

## 9.6 BOCATA DE FALAFEL

**4 pers. | Fácil | 1 €/pers. | Tiempo: 15 min.**

⇨ **Descubriendo:**

**Mitos y más mitos**, todos dicen que **el Shawarna** es el típico bocata árabe, pero el que **cómenos en España** no tiene **nada que ver con el original**, y más **típico es el bocata de Falafel o de Kefta** (carne picada adobada), solo hay que darse una vuelta por cualquier país árabe y **salirse de la Ruta Turistil**.

⇨ **Utensilios:**

- Cuchillo, Espátula de madera, cucharilla y tenedor.
- Bol, platos o recipientes.
- Papel de Aluminio.
- Un Horno.

⇨ **Ingredientes:**

- 4 Filetes de Falafel* (en Recetas Domingueras).
- 4 Molletes integrales (cualquier pan redondeado y pequeño, similar al de pita).
- Salsa de Yogurt casera* (en Recetas Básicas).
- 1 Tomate madurito.
- 50 a 100 gramos de Lechuga.
- ½ cebolla pequeña.
- Unas hojitas de perejil o hierbabuena o cilantro Fresco.
- Opc. AVOE, Sal Marina y Pimienta Negra.

⇨ **Lo Primero:**

- Encendemos la Radio con una **música alegre** de finde.
- Poner en **la encimera las hierbas aromáticas** y/o especias a utilizar, etc.

- **Lavar** la Verdura.
- Preparáramos el Horno, a unos 180º.
- Preparar la tabla de Madera con el Cuchillo para cortar.

⇨ **Preparación rapideja:**

◈ Paso 1:

- **Cortamos el Tomate** en cuadrados (2cm x 2cm) y de paso, cortamos **la lechuga** en trozos alargados (2cm x 5cm), y reservamos.
- **Cortamos** en trozos enanos el **Perejil** o Hierbabuena o Cilantro, y reservamos.
- **Descongelamos** los **Filetes de Falabel** (sacarlo del congelador el día anterior, es lo correcto, lo del microondas van contra los principios cheferiles).
- **Calentamos** los filetes de **falafel** un par de minutos **al Horno**, y reservamos.
- **Calentamos el Pan** un par de minutos al **Horno**, y reservamos.
- Y nos ponemos con el **segundo paso.**

◈ Paso 2:

- **Mezclamos** los trozos de **Tomate, Lechuga** y **Perejil** con la **Salsa de Yogurt,** removiéndolo.
- **Probamos** su **sabor,** y en su caso, añadimos un **extra** de Sal o Pimienta Negra.
- Y nos ponemos con el **tercer paso.**

◈ Paso 3:

- **Cortamos una punta del Pan Integral** cuando está **calentito,** y **abrimos con cuidado el interior,** hasta que quede un agujero.
- Echamos **una fina capa de Salsa de Yogurt** con las verduras al fondo.
- **Introducimos el Filete de Falafel** en el centro del Pan.
- **Rellenamos los lados con Salsa de Yogurt** con las verduras.
- Y en la parte **superior del Pan, ponemos un par de cucharaditas** de Salsa de Yogurt.
- **Envolvemos en Papel de Aluminio,** y lo colocamos en el **Horno** de cinco a diez minutos.
- **Y** nos ponemos con el **cuarto paso.**

◈ Paso 4:

- Y listo, lo sacamos del Horno, llevando en **una mano el Bocata de Falafel** y en la **otra la Llave del Coche.**
- Ya vamos **tarde al Cine** o a donde sea que quedemos...
- A comerrr.

◈ CHEFeriando:

- De Cheferil poco, es **un correr para que no lleguemos tarde** a donde sea que vayamos, eso sí, el **Falafel es un verdadero plato Gourmet.**

⇨ **Aclaraciones:**

◈ Cuando salgo al **Cine con mi amiga Berni**, siempre se pide un **Shawarma de esos con una Cola,** y de mientras se lo "zampa", va **quejándose** de los problemas que tiene para perder **ese par de kilos extras** que dice que le sobran.

◈ Pan de **Harina refinada**, con unas **docenas de ingredientes** extras, incluído **el azúcar**, es lo que llevan esos  **Shawarmas  cineros.**

◈ Durante **horas al aire libre,** al **lado del fuego**, esa **Salsa de Yogurt Cinera** para Shawarma, debe llevar "plástico" entre sus ingredientes, aparte de **toneladas de azúcar** para que aguanten esas condiciones climáticas.

◈ La Carne es algo que procede de animales, ese pegote que se ven en las Barras Shawarmeras, suelen llevar grasas variadas (eso blancucho que no debemos comer), carnes de orígenes desconocidos en cantidades simbólicas, aceites refinados como el de palma, azúcar, proteína de soja transgénica, y no cuento más, por respeto a los estimados lectores...

⇨ **Carrito Compra:**

◈ El **Pan Integral** auténtico, ya sea tipo mollete o pita, el único lugar que puedes conseguirlo es en **Panaderías Tradicionales** que aún existen algunas, **los del Súper**, mejor descartarlos ya que suelen **llevar de 10 a 20 ingredientes** de dudosa reputación y PRO Michelines.

◈ Revisa los **capítulos anteriores,** si tienes dudas sobre el **AVOE** (Aceite de Oliva Vírgen Extra), las **especias o hierbas aromáticas.**

# Capítulo 10. VIERNES PASTELEROS.

## 10.1 INTRODUCCIÓN

## 10.2 PASTA ALLA NORMA O SPAGUETTI SICILIANOS

## 10.3 PASTA PENNE INTEGRAL A LA RAPIDEJA

## 10.4 FARFALLE INTEGRAL VERDULERO

## 10.5 YAKISOBA

# Capítulo 10. VIERNES PASTELEROS.

## 10.1 INTRODUCCIÓN

**Viernes** Pasteleros, **de Pasta**, por supuesto **Integral**, sin aditivos ni azúcares, habitual en tantos Súper, nos **aportan carbohidratos** complejos (los buenazos), por si tenemos que hacer un **esfuerzo extra al día siguiente**, por ejemplo, ir al Gym.

⇨ La **Pasta** se debe **consumir con una salsa casera** (nunca de bote), que ya vimos como prepararla rápidamente, en Recetas Básicas.

◈ Lo de siempre, **empezar** por una **gigantesca ensalada** y **terminar** la comida con **frutas o lácteos frescos**, son **requisitos básicos** para adelgazar.

# Capítulo 10. VIERNES PASTELEROS.

## 10.2 PASTA ALLA NORMA O SPAGUETTI SICILIANOS

**4 pers. | Fácil | -1 €/pers. | Tiempo: 30 min.**

⇨ **Descubriendo:**

Los Platos de Pasta suelen ser carbohidratos refinados o ENGORDAKILOS totales, pero existen algunas con proporciones adecuadas de carbohidratos complejos + proteínas + ácidos grasos. Esta receta tradicional del Sur de Italia, es una de las idóneas para nuestro objetivo de Adelgazar.

Lo más difícil es comprar pasta NO REFINADA, la llamada pasta integral, que actúa lentamente en nuestro cuerpo y así evitamos añadir michelines extras, recuerda, muchas marcas que ponen "integral", son tan ciertas como los billetes de mil euros, así que toca leer las etiquetas o leer mi libro: "Guía para Adelgazar Comiendo y sin Dietas".

La Berenjena, es un alimento con **bajo nivel de calorías**, pero con un gran efecto saciante si se combina adecuadamente con diversas especias, aportando tan sólo un 10% de carbohidratos y una amplia variedad de **minerales y vitaminas**, por lo cual es adecuado para llevar una dieta sana y equilibrada que **impedirá que engordemos**.

⇨ **Utensilios:**

- Cuchillo, Espátula de madera, cucharilla y tenedor.
- Bol, platos o recipientes y fuente de barro para hornear.
- Una Olla Grande.
- Sartén Grande.

⇨ **Ingredientes:**

- 500 gramos de espagueti integral.
- 2 de Berenjenas medianas tirando a grandotas.
- 1/2 Kg. Salsa Tomate Casero. (Receta en Platos y Salsas Básicas).

- 1 Cebolleta o en su defecto Cebolla pequeña.
- 100 gramos Queso Fresco salados Burgos y/o Ricota.
- 2 a 4  dientes de Ajo.
- AVOE.
- Sal Marina, Pimienta Negra, Orégano, Albahaca fresca.

⇨ **Lo Primero:**

- Encendemos la Radio con una **música alegre** de finde.
- Poner en **la encimera las hierbas aromáticas** y/o especias a utilizar, **queso,** etc.
- **Lavar** la Verdura.
- Preparar una **Olla grandota** con una cuchara de **AVOE** y dos cucharadita de **Sal.**
- Preparar una **Sartén** con cuatro cucharas de **AVOE.**
- Preparar la tabla de Madera con el Cuchillo para cortar.

⇨ **Preparación rapideja:**

◈ Paso 1:

- Cortamos y **tiramos la punta verde** o rabejo de la Berenjena.
- **Cortamos** la Berenjena **en cuadrados**, de 2cm por 2cm, a lo largo.
- Las ponemos en un plato espolvoreándolas **con sal,** y la dejamos reposar unos 15 minutos.
- Y nos penemos con el **segundo paso.**

◈ Paso 2:

- **Pelamos** cuatro dientes **de ajo, cortándolos** en cuadraditos minúsculos y reservamos.
- **Pelamos** la **Cebolla, cortándolos** en cuadraditos pequeños y reservamos.
- **Picamos** unas **hojas de Albahaca fresca** y reservamos.
- **Desmenuzamos el Queso** con los dedos y reservamos.
- **Y** nos penemos con el **tercer paso.**

◈ Paso 3:

- Ponemos a **fuego** medio alto **la Olla** de Agua.

- Echamos los **Espaguetis integrales a la Olla** cuando el agua empiece a hervir poniéndola a fuego medio, removiéndolo una sóla vez.
- **Ojo**! recuerda con el triple de agua que de espagueti.
- Lo normal del tiempo de cocción serán unos 15 minutos hasta que esté al dente, removerlos periódicamente para que no se pegue.
- **Al Dente**: Eso es complicadejo, puedes utilizar la **técnica de la abuela, tirarlo a la pared** y cuando se peguen estarán ok. (Si tienes la pared sucia se pegará aunque no esté al dente, jejeje), y la **otra alternativa** más limpia y que recomiendo, es probarlo a **partirlo con los dientes,** si están duros NO es al dente y si están blandazos te pasaste de tiempo de cocción.
- Mientras se van cociendo, pasamos al **cuarto paso**.

◈ Paso 4

- **Secamos la Berenjena con un papel**, reservándolas.
- Ponemos la **Sartén Grande a fuego** bajito, hasta que esté caliente el AVOE.
- **Añadimos el Ajo**, y cuando empiecen a **dorarse,** añadimos la **cebolla picada** y las **Berenjena**s.
- Vamos **removiéndolo todo** unos 10 **minutos** aproximadamente hasta que se **ablanden las berenjenas**, lo que los Chef dicen "sofreír" **a fuego lento**.
- **Añadimos la Salsa de Tomate** Casero.
- **Ojo!** recuerda que debes ir revisando y **removiendo los espaguetis,** sino se te pegarán.
- **Y echamos a continuación la Sal** (1/2 cucharadita rasa aprox.), la **Pimienta Negra** (1/2 cucharadita aprox.), el **Orégano** (1/2 cucharadita rasa aprox.), y la **Albahaca fresca picada**, hasta hallar el sabor y aroma que más os guste.
- **Comprobamos el sabor**, y en su caso, **añadimos un extra** de Sal, Pimienta, Orégano, Tomillo y Romero.
- **Apagamos el fuego** y reservamos.

◈ Paso 5:

- Ya está listo, ya sólo es **presentarlo en un plato**, ponemos **primero** los **espaguetis, segundo** o encima la **Salsa Berenjenas y Tomate** que tenemos en la Sartén, **adornándolo** con unas hojas **de albahaca** y el **queso desmenuzado**.

⇨ **Aclaraciones:**

◈ Al ser un plato tan rapidejo, no es necesario preparar una cantidad gigantesca para congelar, eso sí, a la nevera para repetir en un par de días, ya sabéis, podéis duplicar las cantidades, así sale el doble si sois muchos en casa, jejeje.

◈ Previamente, una **gran ensalada variada** con mínimo cinco ingredientes, más **un postre** (frutas), es una cena ideal, que nos saciará completamente y **evitará que engordemos**, y si decidimos dar **un paseo** después de esta cenaja, **adelgazaremos mucho más** que todas esas dietas milagros, alimentos light o el trote del Gimnasio.

⇨ **Carrito Compra:**

◈ Las **Berenjenas**, es un producto de temporada, de **septiembre a mayo** de cada año, y es habitual encontrarlas en muchos Súper o Tiendas de Verduras y Frutas (el Mercado Tradicional es la opción ideal), por un **precio medio de 1€/Kg**.

◈ El **Tomate**, es un producto de temporada, de **octubre a junio** de cada año, y es habitual encontrarlas en muchos Súper o Tiendas de Verduras y Frutas (el Mercado Tradicional es la opción ideal), por un **precio medio de 1€/Kg**, en el **resto del año**, puedes adquirir **latas de Tomate Entero** (ojo, revisa que no lleve aditivos o azúcares, a los cuales son muy aficionados muchos Súper) por -1€/Kg.

◈ El **Queso fresco de Burgos**, típico español y supersanejo, pero debe poner QUESO DE BURGOS, sino te venderán cualquier cosa de dudosa calidad pero con unas imágenes muy bonitas en la tapa, lo encontrarás en **cualquier Súper**, ½ kg por menos de 2€, con respecto al **Ricota** lo puedes encontrar en cualquier Súper por un precio similar.

◈ Revisa los **capítulos anteriores**, si tienes dudas sobre el **AVOE** (Aceite de Oliva Vírgen Extra), las **especias o hierbas aromáticas**.

# Capítulo 10. VIERNES PASTELEROS.

## 10.3 PASTA PENNE INTEGRAL A LA RAPIDEJA

**4 pers. | Fácil | -1 €/pers. | Tiempo: 30 min.**

⇨ **Descubriendo:**

De vez en cuando aparece a las **nueve de la noche un NO Invitado,** y estamos **sin ganas de cocinar,** nada entretenido y la nevera o congelador está "más tieso que la almohama", y para colmo no nos queda salsa de tomate casera preparada, así que tenemos una receteja súper rápida, semi saludable, que nos salvará del aprieto.

**Los Platos de Pasta** suelen ser **carbohidratos refinados o ENGORDAKILOS** totales, pero existen algunas con proporciones adecuadas de carbohidratos complejos + proteínas + ácidos grasos, aunque sean rapidejas.

Lo **más difícil** es **comprar pasta NO REFINADA,** la llamada pasta integral, que actúa lentamente en nuestro cuerpo y así evitamos añadir michelines extras, recuerda, muchas marcas que ponen "integral", son tan ciertos como los billetes de mil euros, así que toca leer las etiquetas o leer mi libro: "Guía para Adelgazar Comiendo y sin Dietas", aunque hoy utilizaremos **una auténtica "integral y eco",** la **Penne integral Gutbio.**

⇨ **Utensilios:**

- Cuchillo, Espátula de madera, cucharilla y tenedor.
- Bol, platos o recipientes y fuente de barro para hornear.
- Una Olla Grande.
- Sartén Grande.
- Una Fuente de Barro.

⇨ **Ingredientes:**

- 500 gramos de pasta integral.
- 1 Kg. de tomate Natural en lata sin aditivos. (Difícil de encontrar pero no imposible).
- 1 Cebolla pequeña.

- 2 Pimientos Verdes Italianos.
- 200 gramos de champiñones.
- 100 gramos Queso Fresco salados Burgos y/o Feta.
- Queso Parmesano para rallar.
- 2 a 4  dientes de Ajo.
- AVOE.
- Sal Marina, Pimienta Negra, Pimentón de la Vera, Comino, Orégano, Albahaca fresca.

⇨ **Lo Primero:**

- Encendemos la Radio con una **música alegre** de finde.
- Poner en **la encimera las hierbas aromáticas** y/o especias a utilizar, **queso,** etc.
- **Lavar** la Verdura.
- Preparar una **Olla grandota** con una cuchara de **AVOE** y dos cucharadita de **Sal.**
- Preparar una **Sartén** con cuatro cucharas de **AVOE.**
- Preparar la tabla de Madera con el Cuchillo para cortar.

⇨ **Preparación rapideja:**

◈ Paso 1:

- Ponemos a **fuego** medio alto la Olla de Agua.
- Echamos los **Espaguetis integrales a la Olla** cuando el agua empiece a hervir poniéndola  a fuego medio, removiéndolo una sola vez.
- **Ojo**! recuerda, con el triple de agua que de espagueti.
- Lo normal del tiempo de cocción serán unos 15 minutos, hasta que esté al dente, removerlos periódicamente para que no se pegue.
- **Al Dente**: Eso es complicadejo, puedes utilizar la **técnica de la abuela**, **tirarlo a la pared**, y cuando se peguen estarán ok. (Si tienes la pared sucia se pegará aunque no esté al dente, jejeje), y la **otra alternativa,** más limpia y que recomiendo, es probarlo a **partirlo con los dientes**, si están duros, NO es al dente! y si están blandazos, te pasaste de tiempo de cocción.
- Mientras se van cociendo, pasamos al **segundo paso.**

◈ Paso 2:

- **Pelamos** cuatro dientes **de ajo, cortándolos** en cuadraditos minúsculos y reservamos.

- **Pelamos** la **Cebolla, cortándolos** en cuadraditos pequeños y reservamos.
- **Cortamos** los pimientos verdes italianos, **en tiras finas y alargadas** y reservamos.
- **Cortamos** los champiñones, **en láminas finas y alargadas** y reservamos.
- **Picamos** unas **hojas de Albahaca fresca** y reservamos.
- **Desmenuzamos el Queso** con los dedos y reservamos.
- **Y** nos penemos con el **tercer paso.**

◈ Paso 3:

- Ponemos la **Sartén Grande en el fuego** bajito, hasta que esté caliente el AVOE.
- **Añadimos el Ajo,** y cuando empiecen a **dorarse,** añadimos la **cebolla picada,** y un par de minutos después, **el Pimentón de la Vera.**
- **Añadimos el Pimiento Verde,** removiéndolo hasta que empiecen a dorarse, es decir, tres o cuatro minutos.
- **Añadimos los Champiñones,** y 1 minuto después...
- **El Tomate Natural** de Bote sin aditivos, **rehogando unos 10 minutos,** hasta que haya perdido una tercera parte de altura.
- **Y echamos a continuación la Sal** (1/2 cucharadita rasa aprox.), la **Pimienta Negra** (1/2 cucharadita aprox.), el **Orégano** (1/2 cucharadita rasa aprox.), el **Comino** (1/2 cucharadita rasa aprox.), y la **Albahaca fresca picada,** hasta hallar el sabor y aroma que más os guste, removiéndolo dos minutos extras.
- **Comprobamos el sabor,** y en su caso, **añadimos un extra** de Sal, Pimienta, Orégano, Tomillo y Romero.
- **Apagamos el fuego** y reservamos, pasando al paso cuatro.

◈ Paso 4:

- **Encendemos el Horno** a 180 gradejos.
- **Escurrimos** (quitar el agua) de la penne integrales ecológicos, y lo colocamos **en una Fuente de Barro.**
- **Echamos la Salsa de Tomate** que teníamos reservada **por encima de la penne** integral, **y** arriba del todo el **Queso de Burgos o Feta desmenuzado,** con un **poquito de Orégano** (por el verde, jejeje).
- Lo ponemos al Horno, unos 10 minutos.
- De mientras preparamos la mesa (platos, vasos, etc.) y llamando a los NO Invitados, pasando **al paso quinto.**

◈ Paso 5:

- **Sacamos Olla de Barro** con los Penne Integrales ecológicos Rapidejos**,** colocándolos en la mesa **sobre una Tabla de Madera,** espolvoreándolo con **queso parmesano para rallar y listo...**
- A **comer niñossss.**

◈ CHEFeriando:

- **El hornearlo** unos 10 minutos, hace **cambiar el sabor** de la pasta, volviéndola **más crujiente** y de paso su **presentación en Barro y Madera,** como en los buenos restaurantes tradicionales (aunque lo hayan preparado en el microondas), potencian las sensaciones de otro de los **sentidos para comer:** La **Vista.**

⇨ **Aclaraciones:**

◈ Previamente, una **gran ensalada variada** con mínimo cinco ingredientes, más **un postre** (frutas), es una cena ideal, que nos saciará completamente, y **evitará que engordemos,** y si decidimos dar **un paseo** después de esta cenaja, **adelgazaremos mucho más** que todas esas dietas milagros, alimentos light o el trote del Gimnasio.

⇨ **Carrito Compra:**

◈ Las **Pasta Integral,** de la cual somos **fanáticos defensores,** no tiene que ser careja, la puedes encontrar en el ALDI por **menos de 1€,** siempre llevan su loguito, GutBIO**,** aunque la puedes adquirir donde desees, previa **lectura de las minúsculas etiquetas.**

◈ El **Tomate,** es un producto de temporada, de **octubre a junio** de cada año, y es habitual encontrarlas en muchos Súper o Tiendas de Verduras y Frutas (el Mercado Tradicional es la opción ideal), por un **precio medio de 1€/Kg,** en el **resto del año,** puedes adquirir **latas de Tomate Entero** (ojo! revisa que no lleve aditivos o azúcares, a los cuales son muy aficionados muchos Súper) por -1€/Kg.

◈ El **Queso fresco de Burgos,** típico español y supersanejo, pero debe poner QUESO DE BURGOS, sino te venderán cualquier cosas de dudosa calidad pero con unas imágenes muy bonitas en la tapa, lo encontrarás en **cualquier Súper**, ½ kg por menos de 2€, con respecto al **Ricota**, lo puedes encontrar en cualquier Súper por un precio similar.

❖ Recuerda, **NUNCA JAMÁS quesos rallados,** compra un **trozo entero,** con Denominación de Orígen, que los consigues por **menos de 3€.**

❖ Revisa los **capítulos anteriores,** si tienes dudas sobre el **AVOE** (Aceite de Oliva Vírgen Extra), las **especias o hierbas aromáticas**.

# Capítulo 10. VIERNES PASTELEROS.

## 10.4 FARFALLE INTEGRAL VERDULERO

**4 pers. | Fácil | -1 €/pers. | Tiempo: 30 min.**

⇨ **Descubriendo:**

Pasta + Verduras, una receta saneja, desde la clásica de Gino Restaurant, a diferentes variantes, depende de la temporada del año en que estemos, aquí va una con los ingredientes de verduleros que tengamos en la nevera en este momento.

**Los Platos de Pasta,** suelen ser **carbohidratos refinados o ENGORDAKILOS** totales, pero existen algunas con proporciones adecuadas de carbohidratos complejos + proteínas + ácidos grasos, aunque sean rapidejas.

Lo **más difícil** es **comprar pasta NO REFINADA**, la llamada pasta integral que actúa lentamente en nuestro cuerpo y así evitamos añadir michelines extras, recuerda, muchas marcas que ponen "integral", son tan ciertos como los billetes de mil euros, así que toca leer las etiquetas o leer mi libro: "Guía para Adelgazar Comiendo y sin Dietas", aunque hoy utilizaremos **una auténtica "integral y eco",** la **Farfalle integral Biotrend, de LIDL.**

⇨ **Utensilios:**

-   Cuchillo, Espátula de madera, cucharilla y tenedor.
-   Bol, platos o recipientes y fuente de barro para hornear.
-   Una Olla Grande.
-   Sartén Grande.
-   Sartén pequeña.
-   Una Fuente de Barro.

⇨ **Ingredientes:**

-   400 gramos de Farfalle integral.
-   1/2 Kg. Tomate Salsa de Tomate Casera.
-   2 Pimientos Verdes Italianos.

- 1 Calabacín y/o 1 Berenjena.
- 100 gramos de espinacas.
- 100 gramos de Queso Fresco Burgos, Ricota y/o Feta.
- Queso Parmesano para rallar.
- 2 a 4 dientes de Ajo.
- AVOE.
- Sal Marina, Pimienta Negra, Pimentón de la Vera, Comino, Orégano, Albahaca fresca.

⇨ **Lo Primero:**

- Encendemos la Radio con una **música alegre** de finde.
- Poner en **la encimera las hierbas aromáticas** y/o especias a utilizar, **queso,** etc.
- **Lavar** la Verdura.
- Preparar una **Olla grandota** con una cuchara de **AVOE** y dos cucharadita de **Sal.**
- Preparar una **Sartén** con cuatro cucharas de **AVOE.**
- Preparar la tabla de Madera con el Cuchillo para cortar.

⇨ **Preparación rapideja:**

◈ Paso 1:

- Ponemos a **fuego** medio alto la Olla de Agua.
- Echamos los **Farfalle integrales a la Olla,** cuando el agua empiece a hervir poniéndola a fuego medio, removiéndolo una sóla vez.
- **Ojo!** recuerda, con el triple de agua que de espagueti.
- Lo normal del tiempo de cocción serán unos 15 minutos, hasta que esté al dente, removerlos periódicamente para que no se pegue.
- **Al Dente:** Eso es complicadejo, puedes utilizar la **técnica de la abuela, tirarlo a la pared,** y cuando se peguen estarán ok. (Si tienes la pared sucia se pegará aunque no esté al dente, jejeje), y la **otra alternativa,** más limpia y que recomiendo, es probarlo a **partirlo con los dientes,** si están duros, NO es al dente! y si están blandazos, te pasaste de tiempo de cocción.
- Mientras se van cociendo, pasamos al **segundo paso.**

◈ Paso 2:

- **Pelamos** cuatro dientes **de ajo, cortándolos** en cuadraditos minúsculos y reservamos.

- **Cortamos** los pimientos verdes italianos, **en tiras finas y alargadas** y reservamos.
- **Cortamos** las espinacas frescas, **en cuadrados alargadas** y reservamos.
- **Cortamos** la Berenjena en cuadrados pequeños, la salamos un poquito, dejándola reposar un ratito y reservamos.
- **Cortamos** el Calabacín en cuadrados pequeños y reservamos.
- **Picamos** unas **hojas de Albahaca fresca** y reservamos.
- **Desmenuzamos el Queso** con los dedos y reservamos.
- **Y** nos ponemos con el **tercer paso**.

◈ Paso 3:

- Ponemos la **Sartén Grande en el fuego**, bajito, hasta que esté caliente el AVOE.
- **Añadimos el Ajo**, y cuando empiecen a **dorarse**, añadimos **el Pimentón de la Vera.**
- **Añadimos el Pimiento Verde**, removiéndolo hasta que empiecen a dorarse, es decir, dos o tres minutos.
- **Añadimos las Berenjenas y/o Calabacín**, removiéndolo hasta que empiecen a dorarse, es decir, dos o tres minutos.
- **Añadimos las Espinacas**, removiéndolo hasta que empiecen a dorarse, es decir, dos o tres minutos.
- Y pasamos al **paso cuatro**.

◈ Paso 4:

- Escurrimos los Farfalle, quitándole el agua.
- **Añadimos los Farfalles a las Sartén Grande**, removiéndolo de tres a cinco minutos.
- **Y echamos a continuación la Sal** (1/2 cucharadita rasa aprox.), la **Pimienta Negra** (1/2 cucharadita aprox.), el **Orégano** (1/2 cucharadita rasa aprox.), el **Comino** (1/2 cucharadita rasa aprox.).
- **Comprobamos el sabor**, y en su caso, **añadimos un extra** de Sal, Pimienta, Orégano, Tomillo y Romero.
- **Apagamos el fuego** y reservamos, pasando al paso cinco.

◈ Paso 5:

- Ponemos la Sartén pequeña al fuego.
- **Añadimos la Salsa de Tomate Casera**, removiéndolo de tres a cinco minutos, hasta que esté calentita.
- **Apagamos el fuego** y reservamos, pasando al paso seis.

◈ Paso 6:

- Cogemos una **Fuente de Barro**.
- **Poniendo todos los ingredientes (verduras y farfalle),** en dicha fuente de barro.
- **Echamos la Salsa de Tomate** que teníamos reservada **por encima.**
- **Y** arriba del todo el **Queso de Burgos, Ricota o Feta desmenuzado,** con un **poquito de Orégano** (por el verde, jejeje).

◈ Paso 7:

- **A comerrr.**

◈ CHEFeriando:

- **Encendemos el Horno** a 180 gradejos.
- **Ponemos la Fuente con los Farfalle integrales Verduleros en el Horno,** unos 10 minutos.
- **Sacamos Fuente de Barro** colocándolos en la mesa **sobre una Tabla de Madera,** espolvoreándolo con **queso parmesano para rallar y listo...**

⇨ **Aclaraciones:**

◈ **El hornearlo** unos 10 minutos, hace **cambiar el sabor** de pasta, volviéndola **más crujiente** y de paso su **presentación en Barro y Madera,** como en los buenos restaurantes tradicionales (aunque lo hagan preparado en el microondas), potencian las sensaciones de otro de los **sentidos para comer:** La **Vista.**

◈ Previamente, una **gran ensalada variada** con mínimo cinco ingredientes, más **un postre** (frutas), es una cena ideal, que nos saciará completamente y **evitará que engordemos,** y si decidimos dar **un paseo** después de esta cenaja, **adelgazaremos mucho más** que todas esas dietas milagros, alimentos light o el trote del Gimnasio.

⇨ **Carrito Compra:**

◈ Las **Pasta Integral,** de la cual somos **fanáticos defensores,** no tiene que ser careja, la puedes encontrar en el LIDL por **menos de 1€,** siempre llevan su loguito, Biotrend**,** aunque la puedes adquirir donde desees, previa **lectura de las minúsculas etiquetas.**

◈ El **Tomate**, es un producto de temporada, de **octubre a junio** de cada año, y es habitual encontrarlas en muchos Súper o Tiendas de Verduras y Frutas (el Mercado Tradicional es la opción ideal), por un **precio medio de 1€/Kg**. en el **resto del año**, puedes adquirir **latas de Tomate Entero** (ojo, revisa que no lleve aditivos o azúcares, a los cuales son muy aficionados muchos Súper) por -1€/Kg.

◈ El **Queso fresco de Burgos**, típico español y supersanejo, pero debe poner QUESO DE BURGOS, sino te venderán cualquier cosas de dudosa calidad pero con unas imágenes muy bonitas en la tapa, lo encontrarás en **cualquier Súper**, ½ kg. por menos de 2€, con respecto al **Ricota** lo puedes encontrar en cualquier Súper por un precio similar.

◈ Recuerda, **NUNCA JAMÁS quesos rallados,** compra un **trozo entero** con Denominación de Orígen, que los consigues por **menos de 3€.**

◈ Revisa los **capítulos anteriores,** si tienes dudas sobre el **AVOE** (Aceite de Oliva Vírgen Extra), las **especias o hierbas aromáticas.**

# Capítulo 10. VIERNES PASTELEROS.

## 10.5 YAKISOBA

**4 pers. | Fácil | 1 a 2 €/pers. | Tiempo: 30 min.**

⇨ **Descubriendo:**

**Los** Fideos o Pasta **Soba**, un nombre rarejo y japonés para unos fideos de la **típica cocina mediterránea**, consumida durante **miles de años** que **ya se extinguió**, y que volvemos a consumir ocasionalmente con nombre extranjero.

El **Alforfón o Trigo sarraceno** (Soba en japonés), pariente lejano del trigo, pero **mil veces más sano**, casi tanto como esa Quínoa de moda, es un adelgazante natural, que si o si debemos comer, dándole preferencia a otras pastas (aunque sean integrales), pero su **elevado precio**, es su principal inconveniente.

⇨ **Utensilios:**

- Cuchillo, Espátula de madera, cucharilla y tenedor.
- Bol, platos o recipientes.
- Una Olla Grande.
- Dos Sartenes.

⇨ **Ingredientes:**

- 300 gr. de Fideos Soba.
- 1 o 2 Cebollas Frescas o Cebolletas.
- 1 o 2 Zanahorias.
- 200 gr. Setas Shitake o en su defecto, Champiñones.
- Opc. 250 gr. de lomo de cerdo.
- 100cc. de Salsa Yakisoba*.
- 4 dientes de Ajo.
- AVOE y Sal marina.
- Salsa de Soja natural.

⇨ **Lo Primero:**

- Encendemos la Radio con una **música alegre** de finde.
- Poner en **la encimera las hierbas aromáticas** y/o especias a utilizar, etc.
- **Lavar** la Verdura.
- Preparar una **Olla grandota** con una cuchara de **AVOE** y dos cucharaditas de **Sal.**
- Preparar una **Sartén** con cuatro cucharas de **AVOE.**
- Preparar la tabla de Madera con el Cuchillo para cortar.

⇨ **Preparación rapideja:**

◈ Salsa Yakisoba a mi estilo:

- En un cuenco echamos:
- **50cc. de Salsa de Soja** natural.
- **50cc.** de Mirin o en su defecto, **Vinagre de Arroz.**
- **1** cucharadita de **sésamo negro.**
- **Removemos** y listo.

◈ Paso 1:

- **Pelamos** cuatro dientes **de ajo**, **cortándolos** en cuadraditos minúsculos y reservamos.
- **Cortamos la Cebolla fresca** o Cebolleta en cuadraditos enanos y reservamos.
- **Cortamos las Zanahorias** en tiras alargadas, súper pequeñas y reservamos.
- Cortamos la **Carne** en **cuadrados alargados** pequeños (1cm. por 4cm.), y lo maceramos*.
- **\*Maceramos**: Untar **la carne con un poquito de salsa de soja** natural y **pimienta negra**, dejándola reposar unos minutos.
- **Y** nos ponemos con el **segundo paso.**

◈ Paso 2:

- Ponemos a **fuego medio** la Sartén.
- Echamos la **zanahoria** cortada en tiras un par de minutos, y después añadimos la **cebolleta fresca** picada, y a continuación los ajos.
- Un minuto después, añadimos los **champiñones o setas**, hasta que se doren, pudiendo añadir **una cucharadita de salsa de soja** natural, mientras lo removemos.
- Apagamos el fuego y reservamos, pasamos al **tercer paso.**

◈ Paso 3:

- Ponemos a **fuego medio** la segunda Sartén.
- Echamos **la carne macerada** con su juguito, y removemos unos minutos, hasta que se doren.
- Apagamos el fuego y mezclamos la carne en la Sartén donde están las verduras.
- Y pasamos al **cuarto paso**.

◈ Paso 4:

- Ponemos la **Olla** con agua **a fuego medio**, y esperamos a que **hierva**.
- **Echamos** los fideos **soba.**
- Los **cocemos** unos **tres minutos,** y apagamos el fuego.
- Los dejamos **otros tres minutos en la Olla,** hasta que estén **casi al dente.**
- Los echamos a un **escurridor, lavándolos** muy rápidamente **con agua fría** para que no se nos pegue.
- Y pasamos al **quinto paso.**

◈ Paso 5:

- Ponemos rápidamente al **fuego la Sartén con las verduras y carnes** ya doradas.
- **Añadimos** poco a poco **los fideos soba,** removiéndolo con cuidado.
- **Añadimos** la mitad de la **Salsa Yakisoba,** removemos un minuto.
- **Apagamos el fuego,** y pasamos al **sexto paso.**

◈ Paso 6:

- A emplatar, para que quede bonito.
- Y **a comerrr.**

◈ CHEFeriando:

- Lo espolvoreamos con **Sésamo Blanco y Negro** y un poquito de **Jengibre Rojo,** ya que parece un auténtico plato cheferil.

⇨ **Aclaraciones:**

◈ **Los Fideos Soba**, tienen costumbre de intentar quedarse "pegados", una manera de limitar este problema, es **cocerlos por ración** (75gr.) y combinarlos con las carnes y verduras por partes.

◈ Previamente, una **gran ensalada variada** con mínimo cinco ingredientes, más **un postre** (frutas), es una cena ideal, que nos saciará completamente y **evitará que engordemos**, y si decidimos dar **un paseo** después de esta cenaja, **adelgazaremos mucho más** que todas esas dietas milagros, alimentos light o el trote del Gimnasio.

⇨ **Carrito Compra:**

◈ Los **Fideos Soba**, los puedes encontrar en **Tiendas Asiáticas o en El Corte Inglés** y en alguna oferta ocasional a bajo precio en el Lidl.

◈ El **Jengibre Rojo** (jengibre macerado) o el Mirin o **Vinagre de Arroz**, lo puedes encontrar en **Tiendas Asiáticas o en El Corte Inglés,** y en alguna oferta ocasional a bajo precio en el Lidl.

◈ Las **setas Shitake** son carillas, pudiéndolas encontrar en diversos Súper o Fruterías, sino, **comprar champiñones** que son iguales de saludables, y están a mitad de precio!

◈ Revisa los **capítulos anteriores,** si tienes dudas sobre el **AVOE** (Aceite de Oliva Vírgen Extra), las **especias o hierbas aromáticas.**

# Capítulo 11. FINDE: SÁBADOS SANEJOS.

# Capítulo 11. FINDE: SÁBADOS SANEJOS.

## 11.1 INTRODUCCIÓN

Los Sábados no trabajamos, así que no tenemos **excusas** "sonsas", como para decir: **"no tenemos tiempo para cocinar"**, eso sí, habrá multitud de actividades que hacer, **desde ir al Mercado** (que suelen abrir a las ocho de la mañana), **ir al Gym** (que suelen abrir a las ocho de la mañana), **relajarnos un rato por la noche** saliendo (pasear, charlar, cinear, etc.), pero aún así, nos queda **muchísimas horas libres**, de las cuales, podemos destinar una hora a cocinar.

⇨ **Full Omega 3,** para que nuestro **cerebro espabile del estrés semanal** y también para adelgazar un extra por si nos despistamos el sábado por la noche o el domingo, y para ello, no hay nada mejor que **el Pescado Azul** cuyo *consumo semanal es obligatorio*, eso sí, cocinado de manera saludable.

⬥ Lo de siempre, **empezar** por una **gigantesca ensalada** y **terminar** la comida con **frutas o lácteos frescos**, son **requisitos básicos** para adelgazar.

## 11.2 SARDINAS ASADAS AL ESPETO

**2 a 4 pers. | Fácil | 1 a 2 €/pers. | Tiempo: 30 min.**

⇨ **Descubriendo:**

Las **Sardinas,** un **pescado azul,** con **más Omega 3 y ácidos grasos saludables** que sus otros competidores azules, como el Salmón o Atún, eso sí, por una **tercera parte de su precio,** además con **altos niveles de minerales y vitaminas,** que deja a kilómetros a esos pescados de moda de piscifactoría (dorada, lubina, etc.).

⇨ **Utensilios:**

- Cuchillo, Espátula de madera, cucharilla y tenedor.
- Bol, platos o recipientes.
- Fuente o Bandeja de hierro para hornear.

⇨ **Ingredientes:**

- 1 Kg Sardina
- 1 Cebolla Blanca.
- 1 Limón
- 2 cucharadas de AVOE.
- Sal Marina Gruesa.

⇨ **Lo Primero:**

- Encendemos la Radio con una **música alegre** de finde.
- Poner en **la encimera las hierbas aromáticas** y/o especias a utilizar, etc.
- Preparar una **Fuente para Hornear,** con dos cucharas de **AVOE** y cuatro cucharaditas de **Sal, bien repartida por toda la fuente.**

⇨ **Preparación rapideja:**

◈ Paso 1:

- **Limpiar o NO limpiar** las sardinas, gran dilema, pero depende de su tamaño.
- Si son **pequeñas**, mejor dejarlas **sin limpiarlas y con la cabeza**, darán mayo sabor.
- Si son **grandes,** quitarles las **tripitas interiores** y opcionalmente la **cabeza** (no lo recomiendo, pero sobre gustos no hay nada escrito), y lo hacemos:
- **Apretando por detrás de las aletas** (cuello sardinero) y la **arrancamos de un tirón** suave.
- **Ponemos el dedito** al principio de su **cuerpo,** por donde hemos arrancado al cabeza, **y vamos arrastrándolo,** a la vez que **abrimos la sardina,** antes de llegar a la cola, **sacando** todas las **vísceras o tripitas.**
- Y ya están limpias, **volver a lavarlas con agua del grifo.**
- Y nos ponemos con el **segundo paso.**

◈ Paso 2:

- **Cortamos la Cebolla** en trozos **cuadrados alargados,** tipo juliana y reservamos.
- **Cortamos los ajos** en tiritas pequeñas finas enanas, y reservamos.
- Y nos ponemos con el **tercer paso.**

◈ Paso 3:

- Ponemos el **Horno a 200 grados**, con temperatura por arriba y abajo, y…
- **Preparamos la Fuente** para Hornear, asegurándonos que el **aceite se halla extendido** por toda ella, y que estén **bien repartida la Sal.**
- **Colocamos las sardinas** en la Fuente**,** repartiditas, **no apretujadas.**
- Echamos Sal gruesa, espolvoreándola con los dedos, por encima de las sardinas.
- **Y** nos ponemos con el **cuarto paso.**

◈ Paso 4:

- **Colocamos las Fuente** o Bandeja sardinera **en el Horno,** bajándolo a unos 180 grados**.**
- Nos damos un paseo **de unos 10 minutos** (si son pequeñas un poquito menos, y las grandazas un poco más), **o si somos previsores, preparamos en ese tiempo,** una **Macro Ensalada** de un mínimo de

cinco ingredientes (tomate, lechuga, pepino, zanahoria, cebolla, aceitunas, queso fresco, etc.).
- **Comprobamos que las sardinas estén un pelín quemadas por arriba,**
- **Y** nos ponemos con el **quinto paso.**

◈ Paso 5:

- **Retiramos** un poco la bandeja hornera, **sin quemarnos** (un trapo húmedo es un buen remedio casero) y,
- Damos la **vuelta a las Sardinas** con cuidado, sin destrozarlas.
- **Le echamos** el zumo de medio **limón.**
- Y la ponemos un **extra de cinco minutos** al Horno.
- **Y** nos ponemos con el **sexto paso.**

◈ Paso 6:

- Y listo, ya están preparadas para **emplatar,** o si lo prefieres, puedes presentarlas en la **misma Bandeja Hornera,** eso sí.
- **Decorándolas** con un poco de **perejil picado** y un **chorreón de AVOE,** si eres muy aceitero, o si se te quemaron en demasía.
- A comerrr.

◈ CHEFeriando:

- Nos **compramos una barca,** la **llenamos de arena,** ponemos unos trozos de **madera de olivo,** y la asamos como un **buen espetero,** otra cosa no se puede hacer para mejorar este plato cheferil.

⇨ **Aclaraciones:**

◈ Unas **sardinas frescas,** ya sean pequeñas o medianas, **un buen AVOE** y una buena **Sal Marina gruesa,** son necesarios en este plato.

◈ Previamente, una **gran ensalada variada** con mínimo cinco ingredientes, más **un postre** (frutas), es una cena ideal, que nos saciará completamente, y **evitará que engordemos,** y si decidimos dar **un paseo** después de esta cenaja, **adelgazaremos mucho más** que todas esas dietas milagros, alimentos light o el trote del Gimnasio.

⇨ **Carrito Compra:**

◈ Las **Sardinas,** si hay **muchas, suelen ser frescas,** porque se han pescado una gran cantidad esa noche pasada, siendo su precio bastante bajo, de 2€ a 4€ el kg.

El **tamaño es lo de menos,** si son **pequeñas las asamos al Horno** y si son **grandes,** la recta andalusí, **Sardinas Morunas,** es la solución.

◈ Revisa los **capítulos anteriores,** si tienes dudas sobre el **AVOE** (Aceite de Oliva Vírgen Extra), las **especias o hierbas aromáticas.**

# Capítulo 11. FINDE: SÁBADOS SANEJOS.

## 11.3 SARDINAS MORUNAS

**2 a 4 pers. | Fácil | +1 €/pers. | Tiempo: 30 min.**

⇨ **Descubriendo:**

Las **Sardinas,** un **pescado azul,** con **más Omega 3 y ácidos grasos saludables,** que sus otros competidores azules, como el Salmón o Atún, eso sí, por una **tercera parte de su precio,** además con **altos niveles de minerales y vitaminas,** que deja a kilómetros a esos pescados de moda de piscifactoría (dorada, lubina, etc.).

⇨ **Utensilios:**

- Cuchillo, Espátula de madera, cucharilla y tenedor.
- Bol, platos o recipientes.
- Fuente o Bandeja grande de Barro.

⇨ **Ingredientes:**

- 1/2 Kg. Sardina.
- ½ kg. de Salsa de Tomate casero*.
- 1 Cebolla Blanca.
- 2 Pimientos Verdes Italianos.
- 1 Vaso o 200cc. de Vino Blanco del bueno.
- 2 Ajitos.
- 4 cucharadas de AVOE.
- Sal Marina, 1 Hoja Laurel, Orégano, Pimienta negra, Pimentón de la Vera, Comino.

⇨ **Lo Primero:**

- Encendemos la Radio con una **música alegre** de finde.
- Poner en **la encimera las hierbas aromáticas** y/o especias a utilizar, etc.

- Preparar una **Fuente para Hornear,** con dos cucharas de **AVOE** y cuatro cucharaditas de **Sal, bien repartida por toda la fuente.**

⇨ **Preparación rapideja:**

◈ Paso 1:

- **Primera parte, Limpiar** las sardinas, y empezamos a...
- **Apretar por detrás de las aletas** (cuello sardinero) y **arrancamos de un tirón** suave la cabeza.
- **Ponemos el dedito** al principio de su **cuerpo,** por donde hemos arrancado al cabeza, **y vamos arrastrándolo,** a la vez que **abrimos la sardina,** antes de llegar a la cola, **sacando** todas las **vísceras o tripitas.**
- Volver a lavarlas con agua del grifo.
- **Segunda parte, Despegar las espinas** de las sardinas, y empezamos.
- **Metemos el dedo pulgar** (el gordo) por **el vientre** o centro de la sardina, por **debajo de la espina, levantándola** un poco.
- **Seguimos bajando el dedo** (por debajo de la espina), **hasta la cola sardinera.**
- **Y volvemos a subir con el dedo** (por debajo de la espina), **hasta donde estaba la cabeza.**
- Así conseguimos tener despegada la espinas, quedando sólo las esquinas pegadejas.
- **Tercera parte, Arrancar las espinas** de las sardinas, y empezamos.
- **Cogemos con dos dedos** la **parte superior** (donde estaba la cabeza), de las espina, dando un pequeño tirón.
- **Y vamos tirando de ella hasta llegar a la cola.**
- Si se hace la "dura" en la cola, **cortamos con una tijera** la espina por la **zona colil.**
- De paso, si queda algún **filo espinil molesto,** la cortamos con la tijera.
- **Volvemos a lavarlas con agua del grifo.**
- **Ojo:** Si están **súper frescas,** será **súper difícil quitar la espina,** lo mejor es dejarla reposar un par de horas al aire, así será más sencillo.
- **Y listo,** nos ponemos con el **segundo paso.**

◈ Paso 2:

- Preparamos la **Fuente de Barro** con dos cucharadas de **AVOE** y reservamos.
- **Cortamos la Cebolla** en trozos **cuadrados pequeñajos,** y reservamos.
- **Cortamos los pimientos verdes** en trozos **cuadrados alargados,** tipo juliana y reservamos.

- **Cortamos los ajos** en tiritas pequeñas finas enanas, y reservamos.
- Y nos ponemos con el **tercer paso.**

◈ Paso 3:

- **Ponemos la Fuente de Barro** en el Fuego, a una temperatura media.
- **Echamos la Cebolla** y vamos removiéndola un minuto.
- **Echamos los Ajitos en trocitos** y removemos otro minuto extra, hasta que empiecen **a dorarse.**
- **Echamos los trozos de pimiento italiano** y removemos tres o cuatro minutos extra.
- **Echamos** ½ cucharadita de **Pimentón de la vera.**
- Unos segundos después, cuando ya **huela a ese "tipish spanish"** pimentil...
- **Añadimos la Salsa de Tomate** casera, removiéndola un par de minutos, y a continuación...
- **Echamos** ½ cucharadita de **Pimienta negra** y ½ cucharadita **de Sal Natural.**
- **Y** nos ponemos con el **cuarto paso.**

◈ Paso 4:

- **Añadimos el Vaso de Vino Blanco** (un Ribeiro gallego o un Manzanilla gaditano que son mis predilectos para este plato).
- Esperamos dos o tres minutos **para que se evapore parte del vino.**
- **Y** añadimos la **Hoja de Laurel** y ½ cucharadita de **Orégano.**
- Lo dejamos **cinco minutos más al fuego** para que se hagan con cariño y tiempo, hasta que haya **desparecido el alcohol** del vino y hayan **quedado los aromas.**
- **Echamos** ½ cucharadita de **Comino,** y si queremos **potenciar su sabor,** un **extra de Pimienta negra** y **Sal Natural.**
- Si queremos ver un **rojo más intenso,** pues un **extra de Pimentón de la Vera.**
- Lo ponemos a **fuego mínimo** y dejamos **reposar unos cinco minutos,** pero removiéndolo ocasionalmente para que no se nos queme.
- **Y** nos ponemos con el **quinto paso.**

◈ Paso 5:

- **Añadimos** en la **parte superior** de nuestra fuente, las **sardinas** (sin espinas u otras cosas raras), con la **piel para abajo** y formando un círculo.

- **Dos minutos es el tiempo normal de cocción de las sardinas, y**
- Ya sólo es **retirar la Fuente de Barro** del fuego sin quemarnos.
- **Y** nos ponemos con el **sexto paso.**

◈ Paso 6:

- Y listo, ya están preparadas para **emplatar,** o si lo prefieres, puedes presentarlas en la **misma Bandeja de Barro,** eso sí...
- **Decorándolas** con un poco de **perejil** picado o similar, y a comer con un buen **trozo de pan integral** de los de verdad.
- A comerrr.

◈ CHEFeriando:

- Si queremos darle un toque cheferil, o más bien árabe, podemos añadir ½ cucharadita de Ras el Hanout, típica **mezcla aromática de especies** del Norte del Magreb, incluído Marruecos.

⇨ **Aclaraciones:**

◈ Unas buenas **sardinas frescas,** el **tamaño es lo de menos,** si son **pequeñas las asamos al Horno** y si son **grandes,** la recta andalusí, **Sardinas Morunas,** es la solución.

◈ Previamente, una **gran ensalada variada** con mínimo cinco ingredientes, más **un postre** (frutas), es una cena ideal, que nos saciará completamente, y **evitará que engordemos,** y si decidimos dar **un paseo** después de esta cenaja, **adelgazaremos mucho más** que todas esas dietas milagros, alimentos light o el trote del Gimnasio.

⇨ **Carrito Compra:**

◈ Las **Sardinas,** si hay **muchas, suelen ser frescas,** porque se han pescado una gran cantidad esa noche pasada, siendo su precio es bastante bajo, de 2€ a 4€ el kg.

◈ Auténtico **Ras el Hanout** pueden comprarlo en **la Sección Árabe del Carrefour,** por menos de 2€, o si lo prefieres, puedes hacerte una escapada a Tánger, y comprarlo en su Zoco.

◈ Revisa los **capítulos anteriores,** si tienes dudas sobre el **AVOE** (Aceite de Oliva Vírgen Extra), las **especias o hierbas aromáticas**.

# Capítulo 11. FINDE: SÁBADOS SANEJOS.

## 11.4 BOQUERONES EN VINAGRE

**4 pers. | Fácil | +1 €/pers. | Tiempo: 30 min.**

⇨ **Descubriendo:**

Los **Boquerones**, un **pescado azul**, con **más Omega 3 y ácidos grasos saludables**, que sus otros competidores azules **más comerciales**, como el Salmón o Atún, eso sí, por una **tercera parte de su precio**, además con **altos niveles de minerales y vitaminas**, que deja a kilómetros a esos pescados de moda de piscifactoría (dorada, lubina, etc.).

⇨ **Utensilios:**

- Cuchillo, Espátula de madera, cucharilla y tenedor.
- Bol, platos o recipientes.

⇨ **Ingredientes:**

- 1 Kg. Boquerones.
- 2 a 4 Ajitos.
- 4 a 8 cucharadas de AVOE.
- Vinagre de Vino de calidad (el de Jeréz es mi predilecto).
- Perejil.
- Opc. Sal Marina.

⇨ **Lo Primero:**

- Encendemos la Radio con una **música alegre** de finde.
- Poner en **la encimera las hierbas aromáticas** y/o especias a utilizar, etc.

⇨ **Preparación rapideja:**

◈ Paso 1:

- **Primera parte, Limpiar con agua fría** los boquerones, y empezamos...
- **Apretar por detrás de las aletas** (cuello boqueronero) y **arrancamos de un tirón** suave la cabeza.
- **Ponemos el dedito** al principio de su **cuerpo,** por donde hemos arrancado al cabeza, **y vamos arrastrándolo,** a la vez que **abrimos los boquerones,** antes de llegar a la cola, **sacando** todas las **vísceras o tripitas.**
- Volver a lavarlas con agua del grifo.
- **Segunda parte, Despegar las espinas** de los boquerones, lo más difícil, y empezamos.
- **Cogemos la espina** con dos deditos, por la parte **de la cabeza, y** vamos **tirando con cuidado,** hasta llegar **a la colita,**
- **Un tirón fuertecito,** y zas, sin espinas.
- Volvemos a lavarlas con agua del grifo.
- **Ojo:** Si están **súper frescas,** será **súper difícil quitar la espina,** lo mejor es dejarla reposar un par de horas al aire, así será más sencillo.
- **Y listo,** nos ponemos con el **segundo paso.**

◈ Paso 2:

- **Cortamos los ajitos** en trocitos pequeñajos enanos, y reservamos.
- **Volvemos a lavar los boquerones** abiertos (sin cabeza, tripitas o espina), y luego **lo secamos bien.**
- **Colocamos los boquerones** (con la piel para abajo) en **un plato** grandazo.
- Lo **cubrimos con un buen vinagre** (el plato con los boquerones, me refiero, jejeje).
- **Echamos los ajitos** en trozos **cuadrados pequeñajos,** por encima de los boquerones,
- **A la nevera,** donde lo dejamos **reposar de 2 a 4 horas,** aunque no pasa nada, si lo dejamos toda una noche, para consumirlo al día siguiente,
- Y nos ponemos con el **tercer paso.**

◈ Paso 3:

- **Cuando ya veamos** que el lomito o carne del boquerón esta **blanquito,** están ya cocidos por el vinagre.
- **Tiramos el vinagre del plato,** pero con cuidado.
- **Lavamos los boquerones,** uno a uno en agua fría, para quitar parte del amargor del vinagre.

- Y lo vamos **presentando en un plato limpio**, y en la parte superior...
- **Echamos los Ajitos** que se han macerado en vinagre y luego...
- **Echamos** unos trocitos **de perejil picado.**
- **Por último, Echamos** un buen chorreón de AVOE (4 a 8 cucharadas).
- A continuación, el **cuarto paso.**

◈ Paso 4:

- Y listo, a comer con un buen **trozo de pan integral** de los de verdad.

◈ CHEFeriando:

- Si queremos darle un toque cheferil, date una escapada a estos **chiringuitos modernazos malagueños**, o si prefieres un **lugar más tradicional,** donde la **calidad está asegurada,** como **El Tintero**, con casi medio siglo de historia.

⇨ **Aclaraciones:**

◈ Unas buenos **boquerones, a veces es difícil** de encontrar, como el buen pescado fresco, ya sea porque entró poca pesca y se la llevaron esta montaña de chiringuitos malagueños, dejándonos **al resto de los "boquerones" a dos velas**, jajaja.

◈ Previamente, una **gran ensalada variada** con mínimo cinco ingredientes, más **un postre** (frutas), es una cena ideal, que nos saciará completamente, y **evitará que engordemos,** y si decidimos dar **un paseo** después de esta cenaja, **adelgazaremos mucho más** que todas esas dietas milagros, alimentos light o el trote del Gimnasio.

⇨ **Carrito Compra:**

◈ Los Boquerones**,** si hay **muchos, suelen ser frescos,** porque se han pescado una gran cantidad esa noche pasada, siendo su precio bastante bajo, de 2€ a 4€ el kg.

◈ Revisa los **capítulos anteriores,** si tienes dudas sobre el **AVOE** (Aceite de Oliva Vírgen Extra), un buen **Vinagre,** las **especias o hierbas aromáticas.**

# Capítulo 11. FINDE: SÁBADOS SANEJOS.

## 11.5 CABALLA A LA ROTEÑA

**4 pers. | Fácil | +1 €/pers. | Tiempo: 30 min.**

Las **Caballa,** un **pescado azul** auténtico, del Mar, tamaño pequeño y a un precio económico (2€ a 4€ Kg.), gana por goleada a otros pescados modiles (dorada o lubina) por saludable y precio, eso sí, la **recta original es con Hurta,** pero de 10€ el kg, no baja, así que lo dejaremos para los millonetis.

⇨ **Utensilios:**

- Cuchillo, Tijeras, Espátula de madera, cucharilla y tenedor.
- Bol, platos o recipientes.
- Una Olla.
- Una Sartén normal.
- Una **Sartén Parisién** grande (que son esas más anchas por arriba que por abajo, si son anti adherentes, te ahorrás el sufrir para que no se queme la recetaja al cocinar).

⇨ **Ingredientes:**

- 4 Caballas versus 1kg.
- 2 Cebolletas, o en su defecto, una Cebolla grandaza.
- 1kg. Tomate madurito.
- 1 Pimiento Verde grandote.
- 1 Pimiento Rojo grandote.
- ½ kg. de Yuca.
- 1 Vaso de Vino Blanco gaditano, ya sea un oloroso o una manzanilla.
- 2 dientes Ajo.
- 4 a 6 cucharadas de AVOE.
- Sal Marina, Pimienta Negra, y opcional Pimentón de la Vera.

⇨ **Lo Primero:**

- Encendemos la Radio con una **música alegre** de finde.
- Poner en **la encimera las hierbas aromáticas** y/o especias a utilizar, etc.
- Preparar una **Olla** grandota con dos cucharas de **AVOE** y una pizca de Sal.
- **Preparar una sartén parisién** con dos **cucharadas de AVOE.**
- **Preparar una Sartén normal** con dos **cucharadas de AVOE.**

⇨ **Preparación rapideja:**

❖ Paso 1:

- **Limpiar la Caballa,** eso no es un ningún problema, en el Súper o Pescadería, simplemente **diciendo, quítame las tripas y las espinas**, te lo hacen de manera gratuita.
- Si las compramos en el Mercado tradicional, que cuestan más baratas, quizás **no incluyan el limpiarlas**, por lo cual **aprenderemos a hacerlo** a continuación:
- **Primera parte,** Lavamos con **agua fría las caballas** y luego
- **Hacemos un corte** (con cuchillo o tijeras) **debajo de la cabeza** por la zona de la barriguita, y continuamos hasta cerca de la cola.
- **Metemos los dedos** (si somos escrupulosos como mi amiga Berni, puedes utilizar guantes de plástico, jejeje), desde la **parte superior** de la cabeza, y vamos **arrastrándolo todo**, hasta el final.
- Y **sacamos todo** lo arrastrado, **tirándolo.**
- **Segunda parte,** Cortamos **la cabeza** con el cuchillo, y zis zas, a la basura (la cabeza).
- **Tercera parte,** Despegar **las espinas** de las caballas, lo más difícil, y empezamos.
- **Cogemos la espina** con dos dedazos**, por la parte de la cabeza, y** vamos **tirando con cuidado,** hasta llegar **a la colaza,**
- **Un tirón fuertecito,** y zas, sin espinas.
- Repasamos y **cortamos los bordes espinosos** con una tijera.
- **V**olvemos a lavarlas con agua del grifo.
- **Ojo:** Si están **súper frescas**, será **súper difícil quitar la espina**, lo mejor es dejarla reposar un par de horas al aire, así será más sencillo.
- Y nos ponemos con el **segundo paso.**

❖ Paso 2:

- Ponemos al **Fuego,** la **Olla.**
- **Echamos el tomate** a la olla, unos cinco minutos.

- Pelamos **la Yuca,** cortando en **rodajas finas** (de 1cm.), y reservamos.
- **Cortamos la Cebolleta** en rodajas finas, y reservamos.
- **Cortamos los ajos** en tiritas pequeñas finas enanas, y reservamos.
- **Cortamos los pimientos verdes versus rojo,** en tiras finas alargadas, tipo juliana, y reservamos.
- Y nos ponemos con el **tercer paso.**

◈ Paso 3:

- Sacamos el **Tomate de la Olla,** le quitamos la piel, y **lo cortamos en trozos** cuadrados normalitos (3cm) y reservamos.
- **Echamos la Yuca cortada** en rodajas finas a la Olla, unos cinco minutos.
- Y nos ponemos con el **cuarto paso.**

◈ Paso 4:

- **Ponemos a fuego medio,** la **Sartén normal.**
- **Echamos la Cebolleta y el Ajo,** removiéndolo un par de minutos un pelín **antes que se doren.**
- **Echamos los pimientos** en juliana, removiéndolos hasta que se **empiecen a pochar (** se pongan blanditos en castellano viejo).
- **Echamos ½ cucharadita de Pimentón de la Vera,** removemos menos de un minuto y
- **Echamos los trozos de tomate,** dejándolo cocinar unos cinco minutos.
- **Apagamos la Olla con la Yuca,** la escurrimos y reservamos.
- **Apagamos el fuego** de la Sartén normal y reservamos.
- Y nos ponemos con el **quinto paso.**

◈ Paso 5:

- **Ponemos a fuego medio,** la **Sartén Parisién.**
- **Ponemos al fondo,** la **tercera parte de salsa tomatera** de la sartén normal.
- **Ponemos** una **capa de yuca.**
- **Ponemos** otra tercera parte de la **salsa tomatera** de la sartén normal.
- **Ponemos los lomos** (la carne) **de la Caballa,** con la piel para abajo.
- **Ponemos** el **resto de la salsa tomatera** de la sartén normal.
- **Echamos el Vaso de Vino** gaditano, y lo dejamos cocinar unos **diez minutos,** hasta que se hagan bien los tomates y desaparezca el alcohol de ese vino, pero que perduren sus aromas.

- **Echamos** 1 cucharadita de **Pimienta negra** y otra de **Sal Marina**, probándolo y en su caso, **añadir un extra de ambos.**
- **Apagamos el fuego,** y lo dejamos reposar cinco minutos.
- Y nos ponemos con el **sexto paso.**

◈ Paso 6:

- Listo, ya solo es emplatarlo, o **presentarlo** directamente en la **Sartén Parisién.**
- Este plato se saborea **SIN pan,** ya que la **yuca nos aporta los carbohidratos necesarios,** pero si somos **fans paneros** (como es mi caso), **una rebanada de pan integral de los de verdad, quedará divino.**

◈ CHEFeriando:

- La versión Cheferil, es la que **utiliza la carísima Hurta**, y si queremos ser aun un nivel superior, el **hornearlo a 180º unos cinco minutos,** será otro toque típico de los restaurantes carejos.
- Pero si no llegamos tanto, ½ cucharadita de Comino, potenciará sus aromas, que es la técnica utilizada por los currantiles como el que escribe.

⇨ **Aclaraciones:**

◈ La **Yuca**, pariente lejana de la patata, es rica en nutrientes, pero **baja en carbohidratos**, es una alternativa perfecta, para sustituir esa manía patatil engordakilos, pero recuerda, **es obligatoria cocerla**, sino tendrás problemas con tu estómago.

◈ Si tienes las **caballas en el congelador**, antes de salir de casa por la mañana, ponlas en la nevera, para que se **descongelen de manera natural.**

◈ Previamente, una **gran ensalada variada** con mínimo cinco ingredientes, más **un postre** (frutas), es una cena ideal, que nos saciará completamente, y **evitará que engordemos,** y si decidimos dar **un paseo** después de esta comidaza, **adelgazaremos mucho más** que todas esas dietas milagros, alimentos light o el trote del Gimnasio.

⇨ **Carrito Compra:**

◈ Las **Caballas,** si hay **muchas, suelen ser frescas**, porque se han pescado una gran cantidad esa noche pasada, siendo su precio es bastante bajo, de 2€ a 4€ el kg.

◈ La **Yuca,** la puedes comprar en cualquier Súper o Frutería por unos 2€ el Kg.

◈ Revisa los **capítulos anteriores,** si tienes dudas sobre el **AVOE** (Aceite de Oliva Vírgen Extra), las **especias o hierbas aromáticas**.

# Capítulo 11. FINDE: SÁBADOS SANEJOS.

## 11.6 SALMONETE AL HORNO

**4 pers. | Fácil | +1 €/pers. | Tiempo: 30 min.**

⇨ **Descubriendo:**

El Salmonete**,** un **pescado azul** auténtico, del Mar, en ocasiones, lo encontramos a buen precio algún que otro finde, así que hay que aprovechar la oportunidad, jejeje.

⇨ **Utensilios:**

- Cuchillo, Tijeras, Espátula de madera, cucharilla y tenedor.
- Bol, platos o recipientes.
- Fuente de Barro para hornear.
- Una Sartén pequeña.

⇨ **Ingredientes:**

- 4 Salmonetes.
- ½ Limón.
- 2 dientes de Ajo.
- 1 Hoja Laurel.
- 6 a 8 cucharadas de AVOE.
- 1 o 2 cucharadas de Vinagre de Calidad.
- Sal Marina, Pimienta Negra y/o Blanca y opcional Perejil.

⇨ **Lo Primero:**

- Encendemos la Radio con una **música alegre** de finde.
- Poner en **la encimera las hierbas aromáticas** y/o especias a utilizar, etc.
- Preparar una **Fuente** de Barro para **Hornear,** con dos cucharas de **AVOE** y una cucharadita de **Sal, bien repartida por toda la fuente.**
- Preparar una **Sartén pequeña** con dos cucharadas de **AVOE.**

⇨ **Preparación rapideja:**

◈ Paso 1:

- **Limpiar los Salmonetes,** eso no es un ningún problema, en el Súper o Pescadería, simplemente **diciendo, quítame las tripas,** te lo hacen de manera gratuita.
- Si las compramos en el Mercado tradicional, que cuestan más baratas, quizás **no incluyan el limpiarlas,** por lo cual **aprenderemos a hacerlo** a continuación:
- Hacemos **un corte** (con cuchillo o tijeras) **debajo de la cabeza** por la zona de la barriguita, y continuamos hasta cerca de la cola.
- Metemos **los dedos** (si somos escrupulosos como mi amiga Berni, puedes utilizar guantes de plástico, jejeje), desde la **parte superior** de la cabeza, y vamos **arrastrándolo todo,** hasta el final.
- Y **sacamos todo** lo arrastrado, **tirándolo.**
- **Limpiamos bien con agua** los Salmonetes.
- **Opcional,** aunque es un sacrilegio, es cortar la cola y la cabeza, con un cuchillo.
- Y nos ponemos con el **segundo paso.**

◈ Paso 2:

.
- Ponemos el **Horno a 200 grados,** con temperatura por arriba y abajo.
- **Preparamos la Fuente** para Hornear, asegurándonos que el **aceite se halla extendido** por toda ella, y que estén **bien repartida la Sal.**
- **Y** nos ponemos con el **tercer paso.**

◈ Paso 3:

- **Encima** de la **Fuente de Barro** Hornera, **ponemos las Salmonetes,**
- **Echamos y entendemos** de **Sal** (1 cucharadita), la Pimienta (1/2 cucharadita) por **encima de los Salmonetes.**
- Echamos un **buen chorreón** (de 4 a 6 cucharadas) de **AVOE.**
- Echamos el **zumo de limón** por encima.
- Echamos el **vinagre** por encima.
- Nos ponemos con el **cuarto paso.**

◈ Paso 4:

- **Ponemos la Sartén p**equeña al fuego.

- **Echamos los** ajos troceados pequeñajos, y removemos hasta que estén **dorados.**
- Echamos los ajos con su salsita de aceite, **por encima de los Salmonetes** que están en la Fuente de Barro.
- **Y** nos ponemos con el **quinto paso.**

◈ Paso 5:

- Y ponemos la **Fuente de Barro en el Horno,** y
- **Diez minutos después** (si son pequeñas un poquito menos, y las grandazas un poco más), comprobamos que los Salmonetes **estén un pelín quemados por arriba.**
- **Retiramos** la fuente hornera **sin quemarnos** (un trapo húmedo es un buen remedio casero) .
- Y listo, ya están preparadas para **emplatar,** o si lo prefieres, puedes presentarlas en la **misma Fuente Hornera,** eso sí…
- **Decorándolas** con un poco de **perejil picado,** y un **chorreón de AVOE,** si eres muy aceitero, o si se te quemaron en demasía.
- A comerrr con un buen trozo de **pan integral** auténtico.

◈ CHEFeriando:

- Un **Salmonete fresco,** un **buen AVOE** y utilizar **Vinagre de manzana** en vez del de Jeréz, darán ese toque Cheferil que siempre buscamos.

⇨ **Aclaraciones:**

◈ Si tienes los Salmonetes **en el congelador,** antes de salir de casa por la mañana, ponlas en la nevera para que se **descongelen de manera natural.**

◈ Previamente, una **gran ensalada variada** con mínimo cinco ingredientes, más **un postre** (frutas), es una cena ideal, que nos saciará completamente, y **evitará que engordemos,** y si decidimos dar **un paseo** después de esta comidaza, **adelgazaremos mucho más** que todas esas dietas milagros, alimentos light o el trote del Gimnasio.

⇨ **Carrito Compra:**

◈ Las **Salmones,** si hay **muchas en el Mercado suelen ser frescos,** porque se han pescado una gran cantidad esa noche pasada, siendo su precio el elevadillo, unos  5€ el kg., pero si **consigues una buena oferta**, ya sabes, compra varios kilos, **y al congeladorrr**.

⬥ Revisa los **capítulos anteriores,** si tienes dudas sobre el **AVOE** (Aceite de Oliva Vírgen Extra), Vinagre, las **especias o hierbas aromáticas**.

# Capítulo 12. FINDE: DOMINGOS CHEFEROS.

# Capítulo 12. FINDE: DOMINGOS CHEFEROS.

## 12.1 INTRODUCCIÓN

Un día tiene 24 horas, de los cuales dedicamos 8 horas a dormir, los cual nos deja, los **Domingos**, 16 HORAS LIBRES, y hay que aprovecharlos.

Si nuestro planteamiento es tirarnos **esas 16 horas haciendo Soffing** delante de la Tele, comiendo basureo, mejor no molestarse en hacer dietas, aprender a cocinar o similares, ya que **siempre tendremos problemas de OBESIDAD**.

Destinar **dos horas los domingos a cocinar** esos platos más entretenidos, como los Filetones vegetarianos o **Falafel**, o preparar un par de kilos de **Salsa de tomate casera**, deben formar **parte de nuestros domingos**, como el pasear, charlar, etc.

⇨ **Repetir las comidas del Sábado** o probar alguna de la que cocinemos estos domingos cheferiles, es la mejor y más saludable alternativa.

❖ Lo de siempre, **empezar** por una **gigantesca ensalada** y **terminar** la comida con **frutas o lácteos frescos**, son **requisitos básicos** para adelgazar.

❖ Si ves la TV, ya sabrás que la **OMS** nos ha informado que el consumo elevado de **Carnes Rojas** (vacuno, cerdo), **provoca Cáncer**, por ello, **2/3** del consumo de carne semanal, tiene que **ser de AVES** (pollo, pavo, conejo, etc.), en castellano viejo, **350gr. de aves** y **150gr de vacuno y/o cerdo** semanales.

# Capítulo 12. FINDE: DOMINGOS CHEFEROS.

## 12.2 FALAFEL O EL MAGREB

**4 pers. | Medio | -1 €/pers. | Tiempo: +1 hora**

⇨ **Descubriendo:**

Ya sabemos que los excesos de carnes son perjudiciales para nuestra salud y bolsillo, por ello, esta receta carnívora vegetariana, a base de legumbres, es una de mis predilectas, y de paso, tienes en tu nevera un auténtico plato árabe, típico de la Gastronomía del Mediterráneo no occidentalizado.

⇨ **Utensilios:**

- Cuchillo, Espátula de madera, cucharilla y tenedor.
- Bol, platos o recipientes y fuente de barro para hornear.
- Batidora.
- Una Olla Grande con Agua y una pizca de Sal.
- Sartén Mediana.

⇨ **Ingredientes:**

- 200 gramos Garbanzos secos.
- Harina garbanzo.
- 1 Cebolla morada o Blanca.
- 4 dientes de Ajo.
- 1 Limón.
- AVOE para freír.
- Cilantro Fresco o Pasta de Cilantro.
- Tahini.
- Sal Marina, Comino, Pimienta Negra y Pimentón de la Vera.

⇨ **Los Garbanzos:**

- Ponemos los **garbanzos secos en la Olla** Grandota (con agua y una pizca de sal).
- Lo **dejamos en remojo**, mínimo una noche, lo ideal unas **24 horas**.

⇨ **Lo Primero:**

- Encendemos la Radio con una **música alegre** de finde.
- Poner en **la encimera las hierbas aromáticas** y/o especias a utilizar, etc.
- **Lavar** la Verdura.
- Preparar una **Sartén** con dos cucharas de **AVOE**.
- Preparar la tabla de Madera con el Cuchillo para cortar.

⇨ **Preparación rapideja:**

◈ Paso 1:

- Picamos la **Cebolla**, en trozos **cuadrados enanos**, y reservamos.
- **Cortamos los ajos** en tiritas pequeñas finas enanas, y reservamos.
- Si utilizamos Cilantro fresco, la cortamos en tiritas pequeñas finas enanas, y reservamos.
- Y nos ponemos con el **segundo paso**.

◈ Paso 2:

- **Escurrimos los garbanzos,** lo echamos en un cuenco y **lo trituramos.**
- **Añadimos la Cebolla y los ajos,** ya picados, al cuenco y **lo trituramos.**
- Añadimos el **Cilantro picado** (o una cucharadita de pasta de cilantro), 1 cucharadita de **Comino**, otra de **Pimienta negra**, media cucharadita de **Pimentón de la Vera** picante y
- Dos cucharaditas de **Tahini** y lo **volvemos a triturar todo.**
- Y nos ponemos con el **tercer paso**.

◈ Paso 3:

- Si ves que queda **demasiado blanducho**, añádele de **50 gramos de Harina** de garbanzo.
- O si lo prefieres, le añades 50 gramos de **pan rallado integral**.
- **Lo dejamos reposar un par de horas**, para que pierda parte del líquido o humedad para que se nos sea más fácil amasarlo**.**
- **Y** nos ponemos con el **cuarto paso**.

◈ Paso 4:

- Ya está lista para **Amasarla**, dándole forma de:
- **Bolitas o albóndigas**, echando un **trozo de masa en las manos** y **rotándolas**, hasta que sean redondas.
- O de **Filetes**, echando un buen **trozo de masa en la manos**, y a**plastándolas** a continuación, la **colocamos en la encimera**, la aplastamos **otro poquito**..
- **Y** nos ponemos con el **quinto paso**.

◈ Paso 5:

- **Ponemos la Sartén con mucho AVOE** a fuego medio, hasta que esté bien caliente (el aceite, jejeje).
- **Harinamos** las albóndigas o filetes con un **poquito de harina de garbanzo**, y a la Sartennn.
- Unos breves minutos, hasta que **estén doradas, dándole la vuelta con la espumadera** y la sacamos, echando otra tanda a la sartennn.
- Las **secamos con papel absorbente** y **listo para congelar** (después de que se hallan enfriado) o **para nuestro estómago** si no puedes resistir la tentación.

◈ CHEFeriando:

- El **Toque Cheferil es el Tahini**, una pasta de sésamos, muy habitual en muchos platos árabes.

⇨ **Aclaraciones:**

◈ Una **Salsa de Yogurt** (ver recetas básicas) y **pan de pita**, son el complemento ideal, para estos filetones no carnívoros.

◈ Previamente, una **gran ensalada variada** con mínimo cinco ingredientes, más **un postre** (frutas), es una cena ideal, que nos saciará completamente, y **evitará que engordemos**, y si decidimos dar **un paseo** después de esta cenaja, **adelgazaremos mucho más** que todas esas dietas milagros, alimentos light o el trote del Gimnasio.

⇨ **Carrito Compra:**

◈ El **Tahini** auténtico, **sin aditivos ni extras**, ECO, puedes conseguirlo en la Sección Árabe del Carrefour de la marca **NaturGreen**, por algo más de 3€.

◈ Revisa los **capítulos anteriores,** si tienes dudas sobre el **AVOE** (Aceite de Oliva Vírgen Extra), las **especias o hierbas aromáticas**.

# Capítulo 12. FINDE: DOMINGOS CHEFEROS.

## 12.3 CIORBA DE PERISOARE O RUMANÍA

**6 pers. | Medio | -1 €/pers. | Tiempo: +1 hora.**

⇨ **Descubriendo:**

**Los auténticos platos de cuchara,** ya olvidados en nuestros **fogones,** son **baratos y sanos,** pudiéndolos encontrar aún en países no tan "ricos" como el nuestro, eso sí, aun **nuestras madres** siguen manteniendo esta parte de nuestra **cultura gastronómica,** aunque no sabemos por cuantos años más.

⇨ **Utensilios:**

- Cuchillo, Espátula de madera, cucharilla y tenedor.
- Bol, platos o recipientes y fuente de barro para hornear.
- Una Olla Grandaza.
- Una Sartén.

⇨ **Ingredientes Albóndigas:**

- 250 gramos carne picada pollo o ternera.
- 1 Cebolla pequeña Blanca.
- Un puñado Perejil fresco.
- Un Vaso Arroz Cocido Basmati.
- Sal Marina, Pimienta Negra.

⇨ **Ingredientes Ciorba:**

- 1 Paquete de Verduras (Zanahoria, Nabo, Apio, Puerro).
- Opc. ¼ Repollo o Col.
- 1 Cebolla pequeña Blanca.
- 1 Pimiento Rojo.
- 3 Tomates.
- 1 Patata.
- Un puñado Perejil fresco y de Cilantro.

- 1Huevo cocido.
- 1 sobre de "Bors knorr".
- Opc. Sal Marina.

⇨ **Lo Primero:**

- Encendemos la Radio con una **música alegre** de finde.
- Poner en **la encimera las hierbas aromáticas** y/o especias a utilizar, etc.
- **Lavar** la Verdura.
- Preparar una **Olla grandota** con una cucharita de "Bors knorr".
- Preparar una **Sartén** con dos cucharas de **AVOE.**
- Preparar la tabla de Madera con el Cuchillo para cortar.

⇨ **Preparación rapideja:**

◈ Paso 1:

- Ponemos la **Olla a fuego medio** y,
- **Cortamos las verduras del paquete** (Zanahoria, Nabo, Apio, Puerro) en daditos o trozos pequeños y reservamos.
- **Cortamos la Cebolla, el Pimento Rojo, Tomates, Patata y Repollo** en daditos o trozos pequeños y reservamos.
- **Echamos** todas **las verduras a la Olla,** y a fuego medio bajo, **lo dejamos cociendo.**
- Y nos ponemos con el **segundo paso.**

◈ Paso 2:

- **Mezclamos la** Carne picada, con el arroz cocido, el huevo cocido, la cucharadita de pimienta negra, **en un Bol**, removiéndolo todo.
- **Hacemos unas Bolitas** o albóndigas, echando un **trozo de masa en las manos**, y **rotándolas**, hasta que estén redondas.
- **Ponemos la Sartén** al fuego.
- **Harinamos un pelín** las albóndigas, y las echamos a la sartén.
- **Vuelta y vuelt un minuto,** hasta que empiecen a dorarse, las sacamos secándolas con papel y reservamos.
- Y nos ponemos con el **tercer paso.**

◈ Paso 3:

- **Comprobamos si las verduras ya se cocieron**, que nos llevará un mínimo de 30 minutos.
- **Añadimos un extra de "Bors knorr",** si vemos que no tiene un sabor agrio, esperando a que terminen de cocerse.
- Nos vamos a Facebookear un rato.
- **Y** nos ponemos con el **cuarto paso**.

◈ Paso 4:

- Echamos las **albóndigas en la Olla con las verduras** ya cuasi cocidas.
- Las dejamos cocer unos 10 minutos.
- **Añadimos otro cucharadita de "Bors knorr",** si vemos que no tiene un sabor agrio,
- Y unas **hojitas frescas** de Perejil y/o Cilantro picado.
- **Removemos unos minutos extras**, y listo,
- A comerrr

◈ CHEFeriando:

- El "**Bors knorr**", da ese toque **agrio o cheferil** tan típico de la **Gastronomía Rumana**, y si conservas alguna botella de **cerveza negra rumana**, añadir durante la cocción unos 50cc., lo cual complementará a la perfección de este plato.

⇨ **Aclaraciones:**

◈ Un buen **plato de cuchara**, contundente, con una amplia **variedad de verduras**, para esos inviernos frioleros, pero **no abuses** de él.

◈ Previamente, una **gran ensalada variada** con mínimo cinco ingredientes, más **un postre** (frutas), es una cena ideal, que nos saciará completamente, y **evitará que engordemos**, y si decidimos dar **un paseo** después de esta cenaja, **adelgazaremos mucho más** que todas esas dietas milagros, alimentos light o el trote del Gimnasio.

⇨ **Carrito Compra:**

◈ El **Bors knorr**, made in Rumanía auténtico, lo puedes conseguir en la Sección Rumana del Carrefour, por algo más de 1€.

◈ Revisa los **capítulos anteriores,** si tienes dudas sobre el **AVOE** (Aceite de Oliva Vírgen Extra), las **especias o hierbas aromáticas**.

# Capítulo 12. FINDE: DOMINGOS CHEFEROS.

## 12.4 CEVICHE O PERÚ

**4 pers. | Fácil | +1 €/pers. | Tiempo: 60 min.**

⇨ **Descubriendo:**

Fusión de la **extinta Gastronomía andalusí** con **influencias del Magreb**, con **aires costeros del Pacífico** y la **idiosincrasia peruana**, lo han convertido en la **receta más Internacional del Perú**, además de ser sana sanísima, y tener un precio razonable para los **domingos cheferiles**.

⇨ **Utensilios:**

- Cuchillo, Espátula de madera, cucharilla y tenedor.
- Un Bol grandote.
- Una Olla Grande.

⇨ **Ingredientes:**

- ½ Kg de Pescado Blanco fresco.
- 1 Cebolla morada o roja.
- ½ Pimiento Rojo.
- 6 Limas.
- 4 Limones.
- ½ cucharadita de pasta de Rocoto.
- ½ cucharadita de pasta de Ají Amarillo.
- Un poco de Cilantro fresco o ½ cucharadita de pasta de Cilantro.
- 2 Batatas o Boniatos.
- Sal Marina.

⇨ **Lo Primero:**

- Encendemos la Radio con una **música alegre** de finde.

- Poner en **la encimera las hierbas aromáticas** y/o especias a utilizar, etc.
- **Lavar** la Verdura.
- Preparar una **Olla grandota** con una cuchara de **AVOE** y dos cucharadita de **Sal.**
- Preparar la tabla de Madera con el Cuchillo para cortar.

⇨ **Preparación rapideja:**

❖ Paso 1:

- Ponemos la Olla a fuego medio y,
- Echamos las dos batatas, dejándolas cocer unos 20 minutos.
- Y nos ponemos con el **segundo paso.**

❖ Paso 2:

- **Cortamos la Cebolla morada** en trozos **cuadrados alargados**, tipo juliana y reservamos.
- **Cortamos el Pimiento Rojo** en trozos **cuadrados alargados**, tipo juliana y reservamos.
- **Partimos** las **Limas y Limones** por la mitad.
- **Exprimimos** las limas y limones, **sacándole su zumo**, y poniéndolos en un vaso.
  **Colamos** el zumo de las limas y limones**,** y reservamos.
- Y nos ponemos con el **tercer paso.**

❖ Paso 3:

- Recuerda, el **pescado blanco**, que **no tenga piel ni espinas**, es decir limpio.
- **Cortamos el pescado blanco** en **trozos de 2cm por 2cm**, es decir, cuadraditos pequeños.
- Lo **ponemos en un escurridor con la cebolla roja** cortada.
- A continuación lo **lavamos dos o tres veces** con Agua Fría.
- **Y** nos ponemos con el **cuarto paso.**

❖ Paso 4:

- **Echamos el pescado y la cebolla** en un **Bol de cristal**, y

- **Añadimos el Pimiento Rojo** picado en juliana, una cucharadita de **Sal**, ½ cucharadita de **Rocoto**, ½ cucharadita de **Ají Amarillo**, y **removemos con suavidad**.
- **Añadimos** el **zumo de las limas y limones**, y un **poquito de hielo** para que no se caliente.
- Lo dejamos **reposar unos 30 minutos.**
- **Y** nos ponemos con el **quinto paso.**

◈ Paso 5:

- Sacamos las **batatas ya cocidas,** las **cortamos** por la mitad.
- **Presentamos** cada trozo  de batata en **un plato.**
- **Y** nos ponemos con el **quinto paso.**

◈ Paso 6:

- Nos damos un **paseo a Facebookear.**
- Regresamos, y **quitamos el líquido del Bol** Cevichero.
- Recuerda, **guarda el líquido o leche de tigre cevichero**, te servirá de Salsa base para otros platos cheferiles.
- Y **a presentarlo en nuestro plato,** a un lado **va el Ceviche** y al otro la Batata ya cortada.
- A comerrr.

◈ CHEFeriando:

- Si consigues **Rocoto o Ají Amarillo fresco**, es el **Toque Cheferil perfecto** que jamás encontraras fuera de Perú, y otro detalle, el **Huacatay** del que ya hablamos en recetas anteriores, ya es lo máximo, pero es soñar, que siempre está bien.

⇨ **Aclaraciones:**

◈ Previamente, una **gran ensalada variada** con mínimo cinco ingredientes, más **un postre** (frutas), es una cena ideal, que nos saciará completamente, y **evitará que engordemos**, y si decidimos dar **un paseo** después de esta cenaja, **adelgazaremos mucho más** que todas esas dietas milagros, alimentos light o el trote del Gimnasio.

⇨ **Carrito Compra:**

◈ La Pasta de **Rocoto**, **Ají Amarillo** o **Culantro** auténtico, lo puedes encontrar en **El Corte Inglés** por unos 2€, y algo más caro, en **Tiendas Latinas**.

◈ Lima auténtica peruana, es difícil de encontrar, por ello, una mezcla de Lima africana o brasileña, habitual en nuestros Súper, con Limones de nuestra tierra, es el sabor mas aproximad al original.

◈ Revisa los **capítulos anteriores,** si tienes dudas sobre el **AVOE** (Aceite de Oliva Vírgen Extra), las **especias o hierbas aromáticas.**

# Capítulo 12. FINDE: DOMINGOS CHEFEROS.

## 12.5 DHAL DE LENTEJAS O INDIA

**4 pers. | Fácil | +1 €/pers. | Tiempo: 60 min.**

⇨ **Descubriendo:**

Las **Lentejas**, ingrediente **estrella en la cocina Mediterránea** tradicional en peligro de extinción, un **arma de destrucción masiva de esos kilos que nos sobran**, con **tantas proteínas como esa Quínoa** de moda que venden a precio de oro, nos aporta **ingentes cantidades de minerales** y de regalo, nos da un buen aporte en vitaminas.

⇨ **Utensilios:**

- Cuchillo, Espátula de madera, cucharilla y tenedor.
- Bol, platos o recipientes y fuente de barro para hornear.
- Una Olla Grande.
- Sartén Mediana.

⇨ **Ingredientes:**

- 250 gramos de Lentejas Rojas.
- 1 Cebolla Blanca.
- 2 Tomates.
- 2 dientes de Ajo.
- 1 Cucharadita de Caldo de Verduras concentrado Ecológico.
- 1 cucharadita Garam Masala.
- 2 cucharadas de Ghee o Mantequilla de Vaca sin sal.
- 2 cucharadas de AVOE.
- Sal Marina, Comino, Cilantro, Cúrcuma, Jengibre y Pimentón de la Vera picante.

⇨ **Lo Primero:**

- Encendemos la Radio con una **música alegre** de finde.
- Poner en **la encimera las hierbas aromáticas** y/o especias a utilizar, etc.
- **Lavar** la Verdura.
- Preparar una **Olla grandota** con dos cucharadas de AVOE.
- Preparar la tabla de Madera con el Cuchillo para cortar.

⇨ **Preparación rapideja:**

◈ Paso 1:

- **Cortamos la Cebolla** en trozos **cuadrados**, de 2cm por 2cm, y reservamos.
- **Cortamos los Tomates** en trozos **cuadrados**, de 2cm por 2cm, y reservamos.
- **Cortamos los ajos** en tiritas pequeñas finas enanas, y reservamos.
- Y nos ponemos con el **segundo paso**.

◈ Paso 2:

- **Ponemos la Olla** a fuego medio.
- **Añadimos la Cebolla y el Tomate** cortados en cuadrados, que vamos removiéndolo durante unos cinco minutos **para sofreírlo.**
- **Añadimos** las dos cucharadas **de Ghee** o Mantequilla.
- **Añadimo**s 1 cucharadita de **Garam Masala**, ½ cucharadita **Cúrcuma**, ½ cucharadita **Jengibre** y ½ cucharadita **Pimentón de la Vera** picante.
- **Removemos dos o tres** minutos extras, hasta que se derrita el Ghee y se mezclen las especias.
- Y nos ponemos con el **tercer paso**.

◈ Paso 3:

- **Añadimos 1 Litro de Agua**, y removemos dos minutos hasta que el agua esté calentita en la Olla.
- **Añadimos** 250 gramos de Lentejas Rojas.
- **Añadimos** una cucharadita de **Caldo de Verduras** concentrado **Ecológico**.
- **Y nos ponemos con el cuarto paso.**

◈ Paso 4:

- Dejamos **cociendo a fuego** medio bajo, la Olla con las lentejas, unos **30 minutos**, aproximadamente.
- **Recuerda**, cuando empiece a ponerse **un poco espeso y** de textura cremosa, ya está casi listo.
- Echamos la ½ cucharadita de **Comino**, para potenciar sus aromas.
- Echamos una cucharadita **Cilantro fresco** picado.
- **Y** nos ponemos con el **quinto paso**.

◈ Paso 5:

- **Apagamos el fuego** y,
- **Presentamos** el Dhel en un **plato chevere** (de esos que venden en Ikea por unos eurillos), y listo.
- A comerrr.

◈ CHEFeriando:

- El **Ghee** o Mantequilla clarificada, es una de las claves de este típico plato de la Gastronomía de la India, y por supuesto las **Lentejas rojas**, que dan una textura **diferente** a las típicas lentejas españolas.

⇨ **Aclaraciones:**

◈ Previamente, una **gran ensalada variada** con mínimo cinco ingredientes, más **un postre** (frutas), es una cena ideal, que nos saciará completamente, y **evitará que engordemos**, y si decidimos dar **un paseo** después de esta cenaja, **adelgazaremos mucho más** que todas esas dietas milagros, alimentos light o el trote del Gimnasio.

⇨ **Carrito Compra:**

◈ El **Ghee**, es posible comprarla en algunas **Tiendas de Alimentación de la India**, aunque una alternativa, es utilizar **Mantequilla Ecológica** sin sal, pudiéndola adquirir en el **Aldi por 2€,** con la marca **Gutbio**.

◈ Las **Lentejas rojas**, típicas de la India, la puedes conseguir en Tiendas Indias, Herbolarios y en el **Carrefou**r, por unos **3€.**

# Capítulo 13. FESTIVOS PIZZEROS.

13.1 INTRODUCCIÓN

13.2 PIZZA DE VERDURAS

13.3 PIZZA MARGARITA

13.4 PIZZA SICILIANA TRADICIONAL

# Capítulo 13. FESTIVOS PIZZEROS.

## 13.1 INTRODUCCIÓN

De Lunes a Viernes, lo normal es que **trabajemos**, lleguemos tarde a casa y en ocasiones algo cansados, por ello, nuestras recetas cheferiles, tienen que ser **más rápidas** de preparar (30 minutos), que nos **sacien más**, y lo más importante, que **sean variadas**.

⇨ **Recetas de Pasta** (Integral), de **Verduras** de Temporada, de **Carnes**, de **Pescados**, de **Internacionales** y alguna Rareja es nuestro recetario básico, que debemos **ir combinando** semana a semana.

◈ Lo de siempre, **empezar** por una **gigantesca ensalada** y **terminar** la comida con **frutas o lácteos frescos**, son **requisitos básicos** para adelgazar.

# Capítulo 13. FESTIVOS PIZZEROS.

## 13.2 PIZZA DE VERDURAS

**2/4 pers. | Fácil | -1 €/pers. | Tiempo: 30 min.**

⇨ **Descubriendo:**

La **Pizzas**, esa exquisitez de origen italiano de la cual soy un **fan fanático**, pueden ser **súper saludables si son caseras**, y la de verduras es mi favorita, pero los **ingredientes verduleros** los **podemos variar** dependiendo de lo que tengamos en la nevera, o la **temporada del año** que sea.

Ya aprendimos a hacer la masa, solo **debemos sacarla del congelador** para que se descongele de **manera natural** con 24 horas de antelación, igual que la Salsa de Tomate casera, que tenemos al ladito.

⇨ **Utensilios:**

- Cuchillo, Espátula de madera, cucharilla y tenedor.
- Plato o Fuente.
- Molde de Horno para pizzas o en su defecto Papel para Hornear.
- Sartén.

⇨ **Ingredientes:**

- 1 bola de Masa de pizza casera*.
- 250 gramos de Salsa de Tomate casero*.
- 1 Pimiento Rojo asado*.
- 100 gramos de Queso Fresco Burgos o Ricota.
- 100 gramos de Champiñones.
- 50 gramos de Aceitunas negras sin huesos.
- 1 Pimiento Verde Italiano.
- Opc. Cualquier Verdura de Temporada.
- 2 Ajos picados.
- 4 cucharaditas AVOE.
- Sal Marina, Pimienta, Orégano, Albahaca y otras hierbas aromáticas.

⇨ **Lo Primero:**

- Encendemos la Radio con una **música alegre** de finde.
- Poner en **los ingredientes** a utilizar, verduras, hierbas aromáticas, etc.
- Una Sartén con dos cucharadas de AVOE.

⇨ **Preparación rapideja:**

◈ Paso 1:

- **Cortamos en tiras alargadas** (juliana), el **pimiento verde**, quitándole previamente la cabeza con su rabito, y las semillas que tenga dentro, y reservamos.
- **Cortamos y picamos los ajos** en trozos enanazos, y reservamos.
- **Cortamos en tiras alargadas** (juliana), el **Pimiento Rojo Asado**, ya descongelado, y reservamos.
- **Cortamos** los **champiñones en finas láminas**, y reservamos.
- **Cortamos** por la mitad, **las aceitunas negras** sin hueso.
- **Desmenuzamos** en trocitos pequeños con los dedos el **Queso fresco**, y reservamos.
- Y nos ponemos con el **segundo paso**.

◈ Paso 2:

- Ponemos al **fuego la Sartén, echamos los ajos picados**, y cuando empiecen a dorarse...
- **Echamos los pimientos verdes** en juliana, y los doramos, a continuación...
- **Echamos los champiñones**, mezclándolo todo, y esperando a que se doren, un par de minutos.
- Ojo, los champiñones se queman muy rápido.
- **Guardamos** este **saltado en un plato**, y reservamos.
- Y ya estamos listos para al **tercer paso**.

◈ Paso 3:

- Volvemos a poner al **fuego la Sartén** (limpia y con dos cucharadas de AVOE), echamos la **Salsa de Tomate casera**, y 50 gramos **de Queso desmenuzado**.

- Podemos **condimentar** con una pizca de **Pimienta Negra, Orégano, Albahaca** y otras **hierbas aromáticas,** por si deseamos dar mayor intensidad a esta salsa tomatil.
- **Removemos otros dos minutos,** hasta que estén bien mezclados y reservamos.
- Nos ponemos con el **cuarto paso.**

◈ Paso 4:

- Preparamos el **Molde para pizzas** (que sean de estos antiadherentes, sino mojar un pelín con AVOE su superficie), colocando **encima la bolita de masa pizzera** casera.
- Vamos **extendiendo la masa** con **la mano,** hasta que ocupe todo el molde, y tenga un **grosor similar.**
- Ojo, **no olvides hacer el bordecito,** aunque con los moldes es muy sencillo para que la salsa y verduras no se salgan.
- Con un **tenedor, pinchamos** en **toda la pizza,** para que luego absorba mejor la salsa pizzera.
- Nos ponemos con el **quinto paso.**

◈ Paso 5:

- Ponemos el **Horno a calentar** a 220 grados.
- Echamos **encima de la masa** la **salsa de tomate quesera** con una **cuchara,** extendiéndolo por **todas partes,** pero no eches demasía o más que pizza, será fritada, jejeje.
- **Echamos de manera aleatoria** (como nos parezca pero sin formar montaña), los **champiñones,** el **pimiento verde** y el **pimiento rojo asado.**
- **Echamos** los 50 gramos restantes de **Queso** desmenuzado.
- **Adornamos** con las aceitunas negras.
- Nos ponemos con el **sexto paso.**

◈ Paso 6:

- Bajamos el **Horno** a 180 grados.
- **Ojo,** si ponemos en la **parte inferior una bandeja con agua caliente,** hará que al hornearla, quede **más crujiente,** pero solo de cinco a diez minutos.
- Ponemos el **Molde con la Pizza al Horno,** asegurándonos que lo hemos **puesto con calor por arriba y abajo** (a veces se me olvida, jejeje).

- Ya **solo toca esperar**, en algunos **Hornos en 15 minutos** están perfectas, en otros (como el mío) son 30 minutejos que nos dará tiempo de sobra **para otras actividades**.

◈ Paso 7:

- Listo, solo es **sacarla del Horno sin quemarnos**, presentar en un platazo, y a comerrr.

◈ CHEFeriando:

- Me encanta el **Zumaque,** que da un **aroma a la tradicional pizza turca,** llamada PIDE**,** que podemos **espolvorear** por encima de la pizza antes de hornearla o **mezclarlo** en la salsa de tomate, con este simple detalle, habremos pasado de **"pizza vulgaris"** a **"pizza cheferil".**

⇨ **Aclaraciones:**

◈ Recuerda, puedes **utilizar cualquier verdura de temporada** (berenjenas, brócoli, calabacín) que se encuentre en tu despensa.

⇨ **Carrito Compra:**

◈ Un **Molde para pizzas** te facilitara el **trabajo pizzero**, que en cualquier chino lo encontrarás por menos de 5€, y si te **vuelves fanático,** cómprate una **Piedra para Horno** Pizzera, que por 30€ lo puedes adquirir en el Carrefour o Bauhaus.

◈ Revisa los **capítulos anteriores,** si tienes dudas sobre el **AVOE** (Aceite de Oliva Vírgen Extra), las **especias o hierbas aromáticas.**

# Capítulo 13. FESTIVOS PIZZEROS.

## 13.3 PIZZA MARGARITA

**2/4 pers. | Fácil | -1 €/pers. | Tiempo: 30 min.**

⇨ **Descubriendo:**

La **Pizzas**, esa exquisitez de origen italiano, de la cual soy un **fan fanático**, pueden ser **súper saludable si son caseras,** y la margarita es sencilla de preparar aunque al llevar bastante queso, solo debemos comerlas una vez en semana para llevar una dieta equilibrada.

Ya aprendimos a hacer la masa, solo **debemos sacarla del congelador** para que se descongele de **manera natural** con 24 horas de antelación, igual que la Salsa de Tomate casera, que tenemos al ladito.

⇨ **Utensilios:**

- Cuchillo, Espátula de madera, cucharilla y tenedor.
- Plato o Fuente.
- Molde de Horno para pizzas o en su defecto Papel para Hornear.
- Sartén.

⇨ **Ingredientes:**

- 1 bola de Masa de pizza casera*.
- 250 gramos de Salsa de Tomate casero*.
- 50 gramos de Queso Fresco de Burgos o Ricota.
- 100 gramos de Queso de Mozzarella fresca (un trozo, NO rallados).
- 50 gramos de Aceitunas negras sin huesos.
- 1 Tomate maduro.
- Albahaca Fresca.
- 2 cucharaditas AVOE.
- Sal Marina, Pimienta, Orégano y otras hierbas aromáticas.

⇨ **Lo Primero:**

- Encendemos la Radio con una **música alegre** de finde.
- Poner en **los ingredientes** a utilizar, verduras, hierbas aromáticas, etc.
- Una Sartén con dos cucharadas de AVOE.

⇨ **Preparación rapideja:**

❖ Paso 1:

- **Cortamos** los **tomates en rodajas finitas,** y reservamos.
- **Cortamos** unas **hojas frescas de Albahaca,** y reservamos.
- **Cortamos** por la mitad**, las aceitunas negras** sin hueso, y reservamos.
- **Cortamos** en rodajas finas la **Mozzarella,** y reservamos.
- **Desmenuzamos** en trocitos pequeños, con los dedos el **Queso de Burgos o Ricota,** y reservamos.
- Y nos ponemos con el **segundo paso**.

❖ Paso 2:

- Ponemos al **fuego la Sartén**, y echamos la **Salsa de Tomate casero.**
- Echamos 50 gramos **de Queso de Burgos o Ricota desmenuzado.**
- Podemos **condimentar** con una pizca de **Pimienta Negra, Orégano, Albahaca** y otras **hierbas aromáticas**, por si deseamos dar mayor intensidad a esta salsa tomatil.
- **Removemos unos minutos,** hasta que estén bien mezclados, y reservamos.
- Nos ponemos con el **tercer paso**.

❖ Paso 3:

- Preparamos el **Molde para pizzas** (que sean de estos antiadherentes, sino mojar un pelín con AVOE su superficie), colocando **encima la bolita de masa pizzera** casera.
- Vamos **extendiendo la masa** con **la mano**, hasta que ocupe todo el molde y tenga un **grosor similar.**
- Ojo, **no olvides hacer el bordecito,** aunque con los moldes es muy sencillo para que la salsa no se salga.
- Con un **tenedor, pinchamos** en **toda la pizza** para que luego absorba mejor la salsa pizzera.
- Nos ponemos con el **cuarto paso**.

❖ Paso 4:

- Ponemos el **Horno a calentar** a 220 grados.
- Echamos **encima de la masa**, la **salsa de tomate quesera** con una cuchara, extendiéndolo por **todas partes**, pero no eches demasía, o más que pizza, será fritada, jejeje.
- **Ponemos de manera aleatoria** (como nos parezca pero sin formar montaña), las **rodajas de mozzarella** encima de la masa pizzera.
- **Ponemos de manera aleatoria** (como nos parezca pero sin formar montaña), las **rodajas finas de tomate** encima de la masa pizzera.
- **Adornamos** con las Aceitunas negras y las hojas frescas de Albahaca.
- Y nos ponemos con al **paso cinco**.

◈ Paso 5:

- Bajamos el **Horno** a 180 grados.
- **Ojo,** si ponemos en la **parte inferior una bandeja con agua caliente,** hará que al hornearla, quede **más crujiente,** pero solo de cinco a diez minutos.
- Ponemos el **Molde con la Pizza al Horno,** asegurándonos que lo hemos **puesto con calor por arriba y abajo** (a veces se me olvida, jejeje).
- Ya **solo toca esperar,** en algunos **Hornos en 15 minutos** están perfectas, en otros (como el mío) son 30 minutejos, que nos dará tiempo de sobra, **para otras actividades.**

◈ Paso 6:

- Listo, solo es **sacarla del Horno sin quemarnos,** presentar en un platazo, y a comerrr.

◈ CHEFeriando:

- Utilizar la **auténtica Mozarela de Búfala,** que no tiene nada que ver con la de Vaca, ni por su **textura o su sabor,** habremos pasado de **"pizza vulgaris"** a **"pizza cheferil".**

⇨ **Aclaraciones:**

◈ **Ocasionalmente,** puedes adornarla con un poco de **atún o anchoas** (siempre en latas con aceite de oliva), para añadir unas **proteínas extras.**

⇨ **Carrito Compra:**

◈ Mozarela de Vaca, la puedes encontrar en cualquier Súper por algo menos de 1€, en cambio, la auténtica Mozarela Búfala, por unos 2€ en Mercadona, Carrefour y en El Corte Inglés, y por supuesto en ofertas ocasionales a un precio inferior en Aldi y/o Lidl.

◈ Un **Molde para pizzas** te facilitará el **trabajo pizzero** que en cualquier chino, lo encontrarás por menos de 5€ y si te **vuelves fanático**, cómprate una **Piedra para Horno** Pizzera, que por 30€ lo puedes adquirir en el Carrefour o Bauhaus.

◈ Revisa los **capítulos anteriores,** si tienes dudas sobre el **AVOE** (Aceite de Oliva Vírgen Extra), las **especias o hierbas aromáticas.**

# Capítulo 13. FESTIVOS PIZZEROS.

## 13.4 PIZZA SICILIANA TRADICIONAL

**2/4 pers. | Fácil | -1 €/pers. | Tiempo: 30 min.**

⇨ **Descubriendo:**

La **Pizzas**, esa exquisitez de origen italiano, de la cual soy un **fan fanático**, pueden ser **súper saludable si son caseras**, y la pizza Siciliana, en **su receta original** (no la versión New York), en la cual es **obligatorio** utilizar una parte de **sémola de trigo duro** (como en la masa pizzera que recomendamos), es de **aromas fuertes**, no apto para paladares anti pizzeros, por su **uso de la anchoa y la alcaparra.**

Ya aprendimos a hacer la masa, solo **debemos sacarla del congelador,** para que se descongele de **manera natural** con 24 horas de antelación, igual que la Salsa de Tomate casera, que tenemos al ladito.

⇨ **Utensilios:**

-   Cuchillo, Espátula de madera, cucharilla y tenedor.
-   Plato o Fuente.
-   Molde de Horno para pizzas o en su defecto Papel para Hornear.
-   Sartén.

⇨ **Ingredientes:**

-   1 bola de Masa de pizza casera*.
-   250 gramos de Salsa de Tomate casero*.
-   50 gramos de Queso Fresco de Burgos o Ricota.
-   50 gramos de Aceitunas negras sin huesos.
-   25 gramos de Alcaparras.
-   1 lata de anchoas (en AVOE).
-   2 cucharaditas AVOE.
-   Sal Marina, Pimienta, Orégano y otras hierbas aromáticas.

⇨ **Lo Primero:**

- Encendemos la Radio con una **música alegre** de finde.
- Poner en **los ingredientes** a utilizar: verduras, hierbas aromáticas, etc.
- Una Sartén con dos cucharadas de AVOE.

⇨ **Preparación rapideja:**

◈ Paso 1:

- **Cortamos** por la mitad **las aceitunas negras** sin hueso, y reservamos.
- **Lavamos** las **alcaparras** y reservamos
- **Desmenuzamos** en trocitos pequeño con los dedos el **Queso de Burgos o Ricota**, y reservamos.
- Y nos ponemos con el **segundo paso.**

◈ Paso 2:

- Ponemos al **fuego la Sartén**, y echamos la **Salsa de Tomate casero.**
- Echamos 50 gramos **de Queso de Burgos o Ricota desmenuzado.**
- Podemos **condimentar** con una pizca de **Pimienta Negra, Orégano, Albahaca** y otras **hierbas aromáticas**, por si deseamos dar mayor intensidad a esta salsa tomatil.
- **Removemos unos minutos**, hasta que estén bien mezclados, y reservamos.
- Nos ponemos con el **tercer paso.**

◈ Paso 3:

- Preparamos el **Molde para pizzas** (que sean de estos antiadherentes, sino mojar un pelín con AVOE su superficie), colocando **encima la bolita de masa pizzera** casera.
- Vamos **extendiendo la masa** con **la mano**, hasta que ocupe todo el molde y tenga un **grosor similar.**
- Ojo, **no olvides hacer el bordecito**, aunque con los moldes es muy sencillo para que la salsa no se salga.
- Con un **tenedor, pinchamos** en **toda la pizza**, para que luego absorba mejor la salsa pizzera.
- Nos ponemos con el **cuarto paso.**

◈ Paso 4:

- Ponemos el **Horno a calentar** a 220 grados.
- Echamos **encima de la masa**, la **salsa de tomate quesera**, con una **cuchara**, extendiéndolo por **todas partes**, pero no eches demasía, o más que pizza, será fritada, jejeje.
- **Ponemos de manera bonita** (como nos parezca pero sin formar montaña), las **anchoas** encima de la masa pizzera.
- **Ponemos de manera bonita** (como nos parezca pero sin formar montaña), las Aceitunas negras y las Alcaparras.
- Y nos ponemos con al **paso cinco**.

◈ Paso 5:

- Bajamos el **Horno a** 180 grados.
- **Ojo**, si ponemos en la **parte inferior una bandeja con agua caliente**, hará que al hornearla, quede **más crujiente**, pero solo de cinco a diez minutos.
- Ponemos el **Molde con la Pizza al Horno**, asegurándonos que lo hemos **puesto con calor por arriba y abajo** (a veces se me olvida, jejeje).
- Ya **solo toca esperar**, en algunos **Hornos en 15 minutos** están perfectas, en otros (como el mío) son 30 minutejos, que nos dará tiempo de sobra **para otras actividades**.

◈ Paso 6:

- Listo, solo es **sacarla del Horno sin quemarnos**, presentar en un platazo, y a comerrr.

◈ CHEFeriando:

- Espolvorear con Romero y Salvia, aumentará su intensidad aromatil antes de poner a Hornear, aunque nunca será una gran receta cheferil, pero si una gran receta Siciliana.

⇨ **Aclaraciones:**

◈ **La Salvia**, un clásico de los platos de pasta italiano, en ocasiones de las pizzas sureñas tradicionales, aunque con un sabor algo amargo, es difícil de conseguir, habiendo que desplazarse a tiendas de especias.

⇨ **Carrito Compra:**

◈ La **Alcaparra**, se venden en botes encurtidos (curados con vinagre en teoría), pero **revisa bien las etiquetas**, muchas llevan azúcar y otros extras de dudosa reputación, pudiéndola comprar en numerosos Súper por algo más de 1€.

◈ Un **Molde para pizzas** te facilitará el **trabajo pizzero** que en cualquier chino, lo encontrarás por menos de 5€ y si te **vuelves fanático**, cómprate una **Piedra para Horno** Pizzera, que por 30€ lo puedes adquirir en el Carrefour o Bauhaus.

◈ Revisa los **capítulos anteriores,** si tienes dudas sobre el **AVOE** (Aceite de Oliva Vírgen Extra), las **especias o hierbas aromáticas.**

# Capítulo 14. REFLEXIONANDO Y OTRAS COSEJAS.

## 14.0 REFLEXIONANDO

**Son tres detalles a recordar**, para cocinar y adelgazar: Productos frescos, la Pasión y NO ser un "homus brutus", así de sencillo.

⇨ **Productos frescos, saludables y no procesados**, es la **primera parte** de una **cocina saludable** que nos hará adelgazar e impedirá que volvamos a engordar.

◈ Los **productos frescos y de temporada**, de los cuales hay más, son **siempre los más barato**, por ello la excusa del dinero no es válida.

◈ **Lo Saludable, NO es una etiqueta de colores** o un **anuncio millonario en la TV,** promovido por una multinacional de la alimentación

◈ **Lo Productos Procesados**, que siempre vienen en **cajas o botes** llamativos, son lo contrario a lo que demandan nuestro cuerpo (o Genes), y solo consiguen que **enfermemos más (más resfriado, más estresado, más depresivo, etc.)** y de regalo que **nos volvamos OBESOS.**

⇨ **Cocinar con Pasión**, divertida, como cuando nos volvemos a enamorar es la **segunda parte** de una **cocina saludable** que nos hará adelgazar e impedirá que volvamos a engordar.

◈ La **Pasión**, es lo que nos hace **vivir cien años, disfrutar de nuestra vida**, de nuestra **pareja**, de nuestros **hijos o sobrinos**, de nuestro **trabajo** y no se compra con dinero.

◈ Si **NO recuerdas lo que es la Pasión, vuélvete a enamorar**, y lo entenderás, y luego aplícalo a **cada momento de tu vida**, desde el **amanecer al anochecer,** cuando **descansas o trabajas,** cuando **comes o cocinas,** cuando **lees o escribes**, etc.

⇨ **NO seas un "Homus Brutus"** al cocinar, como mi buen amigo Alfonso, **ya que te aburrirás**, y echarás la culpa al cocinar de nuestras propias barbaridades.

⬥ Mi buen amigo se decidió a cocinar, **compró 10 kilos de espárragos** y se dedicó **todo un día hacer tortillas, una docena** por lo menos.

⬥ Sólo en **cortar los espárragos** tardo **más de una hora,** ni **Ferran Adriá** fuera sido capaz de hacerlo, se fuera **muerto de aburrimiento,** prendiéndoles **fuego a la cocina** a continuación, así que ya sabes, **no hagas** el "homus brutus".